Pourquoi Bouddha n'a jamais eu Alzheimer

Dr Shuvendu Sen

Pourquoi Bouddha n'a jamais eu Alzheimer

Prévenir la maladie d'Alzheimer
grâce à la méditation et au yoga

MARABOUT

Les noms de tous les patients ainsi que leurs informations personnelles ont été changés afin de protéger leur vie privée.

Publié pour la première fois aux États-Unis en 2017 par Health Communications, Inc. sous le titre *Why Buddha never had Alzheimer's*
Version française publiée en accord avec Health Communications, Inc., DeerfieldBeach, FL, USA, par l'entremise de Montréal-Contacts/ l'Agence de Droits.

Traduction : Dominique Françoise

Sommaire

À ma grand-mère
et aux innombrables esprits courageux.

Remerciements

Avoir une conviction, c'est bien, encore faut-il avoir le courage de ses convictions. Le courage de rêver, le courage d'oser ou le courage de s'exposer. C'est à mon agent littéraire Marilyn Allen que je dois d'avoir eu le courage d'écrire ce livre. Après avoir été vice-présidente de Harper Collins, Marilyn a fondé l'agence littéraire Allen O'Shea. En m'aidant à voir clair alors que tout me semblait flou, Marilyn m'a donné l'audace d'écrire ce livre. Sa ténacité, sa confiance indéfectibles et son refus catégorique de baisser les bras m'ont donné l'énergie pour aller jusqu'au bout de cette aventure.

Je remercie sincèrement toute l'équipe de HCI. Avec vous, je me sens comme chez moi. Un grand merci à Christine Belleris, Davis Tabatsky, Allison Janse et Ian Briggs pour leur implication et leurs conseils professionnels mais aussi personnels. Merci à Lawna Patterson Oldfield qui a conçu la couverture de l'ouvrage américain et qui a réalisé la maquette de ses pages intérieures. Et bien entendu, merci à John Paine qui a accepté de publier mon manuscrit.

Je serai toujours redevable à mon éditrice Gabriella Oldham qui, tout au long de cette aventure, a fait preuve de talent et de ténacité. Ce fut un réel plaisir pour moi de travailler avec une personne qui a su comprendre les caprices d'un manuscrit récalcitrant.

Merci à mes collègues et mentors pour m'avoir accordé du temps et accepté de partager leurs données. La liste étant trop longue, je me contenterai de n'en citer que quelques-uns : le Dr Jon Denninger (Institut Benson-Henry pour la médecine esprit-corps au Massachusetts General Hospital), le Dr Benjamin Rolin Doolittle (Directeur du programme destiné aux internes en Médecine et Pédiatrie à la faculté de médecine de l'université Yale), le Dr Constante Gil (ex-directeur des programmes au Raritan Bay Medical Center), le Dr Ronald Brenner (chef du service de psychiatrie, Catholic Health Services), le Dr Rajkumar Singh, Zina Kolker bibliothécaire, Shyamasree Bose Majumdar qui m'a fourni les photographies. Que tous ceux que j'ai oubliés me pardonnent.

Je terminerai en adressant un immense merci à Paramita, mon épouse. Merci pour ton soutien inconditionnel et indéfectible. Merci à Shraman et Shrimoyee, mes deux anges. Merci à tous mes amis – et croyez-moi, ils sont nombreux. Sans vous, ce livre n'aurait jamais vu la lumière du jour.

Introduction

Toutes les expériences débutent dans l'esprit, ont comme maître l'esprit, sont créées par l'esprit.

Bouddha

Lisa Wolfe avait déjà plus de quatre-vingts ans lorsque j'ai fait sa connaissance. Elle est entrée dans mon cabinet assise dans un fauteuil roulant, suivie par ce qui semblait être trois générations de la dynastie Wolfe. Je fus immédiatement saisi par la jovialité qu'elle dégageait malgré un air quelque peu guindé. Des cils fins soulignaient son regard acéré qui en disait long. Étonnamment vu son âge avancé, sa peau ne présentait ni rides ni imperfections d'aucune sorte. Un large sourire apparut sur ses lèvres dès qu'elle franchit la porte.

Je l'accueillis avec un *Je suis ravi de faire votre connaissance, Madame Wolfe* et l'allant avec lequel je prononçais ces mots me surprit moi-même dans la mesure où Madame Wolfe était la dernière patiente que je recevais après une longue et difficile journée partagée entre mon cabinet et l'hôpital.

En guise de réponse, elle me posa une question, faisant manifestement référence à son nom de famille[1].

« Quand avez-vous pour la dernière fois accueilli aussi aimablement un animal à deux pattes ? » me demanda-t-elle en éclatant de rire.

Il apparut que cette rencontre était plus une visite de courtoisie qu'un rendez-vous médical. Madame Wolfe était pressée car, ce soir-là, elle voulait regarder un match de base-ball à la télévision.

1. En anglais, *wolf* – sans « e » – signifie *loup*. [NdT]

A priori, le cabinet médical qu'elle fréquentait jusqu'alors venait de fermer. Madame Wolfe cherchait un médecin proche de chez elle qui « n'allait ni prendre sa retraite ni mourir » avant que « sa propre fin à elle arrive ». Elle n'avait aucun problème de santé majeur mis à part une fatigue permanente qui, selon elle, était due au temps qui passe.

Je l'examinai. Vu son âge, elle était en excellente santé. RAS au niveau du cœur et des poumons et côté ventre, tout allait plutôt bien. La fatigue pouvant être la manifestation d'un ou de plusieurs problèmes cachés, aussi je prescrivis un premier bilan puis je la laissais partir. Elle me fit un clin d'œil en quittant la pièce.

« Si vous arrivez à me débarrasser de cette fichue fatigue », me dit-elle, « je refais mon testament. »

Ses analyses de sang étant normales, je n'avais aucune raison de la revoir avant trois mois. Mais deux mois après cette première visite, je reçus un appel de Janice, la petite-fille de Madame Wolfe.

« Je souhaite vous parler de quelque chose de bizarre au sujet de ma grand-mère. »

Je perçus une note de panique dans sa voix.

« Si c'est une urgence, Janice, vous devez appeler le 911 pour que votre grand-mère soit transportée à l'hôpital où je travaille. »

Je sentais qu'il y avait urgence et je ne voulais pas perdre de temps.

« Ça n'a rien à voir avec son état de santé physique. C'est juste qu'hier soir, elle ne se souvenait plus où était l'interrupteur du ventilateur fixé au plafond et pour faire tourner les pales, elle s'est servie de sa canne. J'ai trouvé ça très bizarre et je voulais vous en faire part.

— Vous êtes-vous déjà aperçue qu'il lui arrivait d'avoir des pertes de mémoire ?

— Non, pas vraiment, même s'il lui arrive parfois d'oublier le nom de personnes ou d'objets familiers.

— Depuis quand ?

— Un petit moment déjà.

— Vous auriez dû me le dire lors du dernier rendez-vous. » J'étais pour le moins contrarié de ce que Janice m'apprenait.

« Pourriez-vous venir avec votre grand-mère ? J'aimerais lui faire faire des examens complémentaires. »

Lorsque j'ai reçu Madame Wolfe en consultation, je lui ai fait faire le test MMS (Mini Mental State) ou test de Folstein destiné à évaluer les facultés cognitives et mentales d'une personne. Le test est plus ou moins poussé selon l'état du patient et le degré de suspicion quant à un éventuel problème. Il explore systématiquement les différentes sphères cognitives y compris l'attention et la concentration, la mémoire, le langage, la perception visuelle et spatiale, le calcul, les fonctions exécutives, l'humeur et le raisonnement. Le nombre de points maximum au score est 30.

Madame Wolfe n'obtint que 15 points. Pas convaincu du résultat, je voulus approfondir avec l'Évaluation cognitive de Montréal ou MoCA pour *Montreal Cognitive Assessment*, outil d'évaluation des facultés cognitives plus rapide permettant aisément de détecter les dysfonctionnements cognitifs légers mais aussi les troubles exécutifs ou verbaux. À ce test, Madame Wolfe obtint un score de 22, ce qui n'était pas non plus satisfaisant.

Le diagnostic tomba. Madame Wolfe souffrait de la maladie d'Alzheimer. Son état continua à se détériorer et ce, malgré tous les psychiatres et neurologues qui la suivirent, la demi-douzaine d'examens d'imagerie médicale et toutes les analyses de sang qu'ils lui firent faire. Les médecins lui prescrivirent deux des principaux médicaments disponibles sur le marché pour le traitement de la maladie d'Alzheimer, à savoir la tacrine et la mémantine. Ni l'un ni l'autre n'eurent d'effets bénéfiques sur ses facultés qui déclinaient inéluctablement. Le seuil critique fut atteint le jour où elle eut du mal à se souvenir de mon nom lors d'une consultation.

« Vous avez la peau foncée, docteur » me dit-elle. « Vous devez être indien. »

Ce fut la seule phrase sensée qu'elle fut capable de prononcer lorsque je l'interrogeai. Elle arborait toujours un sourire radieux, refusant de capituler face à une maladie qui ne cessait d'évoluer.

Anéantie par une démence implacable et de fréquents troubles de l'humeur qui la faisaient passer du stade de dépression profonde à un caractère bien trempé, Madame Wolfe finit par être engloutie dans un tourbillon d'émotions sans nom, devenant sur le plan fonctionnel une ruine dissimulée derrière une façade structurelle qui, en apparence, était intacte.

Les mystères d'Alzheimer

Je me demande parfois si nous autres médecins n'avons pas raté quelque chose. Submergés par toute une kyrielle d'outils : scanner, imagerie par résonance magnétique (IRM) et tomographie par émission de positons (TEP ou PET scan, de l'anglais *positrons emission tomography*), avons-nous cessé d'utiliser ces précieux organes que nous sollicitions lorsque nous avons commencé à pratiquer la médecine, à savoir nos yeux et nos oreilles ? Avons-nous cessé de nous fier à ce que nous révèle un doigt posé sur le pouls ? Dans l'urgence de poser un diagnostic, n'avons-nous pas tout simplement oublié d'observer les signes mêmes de la maladie ? Notre exaspérant désir de comprendre comment fonctionne le cerveau nous a-t-il fait négliger la grandeur et la profondeur de l'esprit humain ? Par un tragique coup du sort, en dépit des incroyables avancées dans le domaine médical, les médecins compétents, consciencieux et compatissants sont devenus une espèce menacée.

Il n'est pas de quête plus vive que d'obtenir des réponses aux questions concernant la maladie d'Alzheimer. Une histoire terrifiante se joue devant nous, les esprits sombrant les uns après les autres à cause d'un mal débridé qui résiste à tout. La maladie prend naissance dans l'organe que l'on connaît le moins, un organe présent dans notre corps mais que l'on ne sent pas, un organe qui prive une personne de toute émotion, de son identité, transformant toutes les facultés propres aux humains en un regard vide.

Face à la maladie d'Alzheimer, le monde médical vit son heure la plus difficile. Parmi toutes les maladies qui, inéluctablement, harcèlent l'humanité, la maladie d'Alzheimer prend en otage ce sur quoi repose l'existence même de l'humanité, à savoir l'*esprit*. Beaucoup plus sournoise qu'un accident vasculaire cérébral qui frappe brutalement ou qu'une tumeur que l'on voit grossir et se développer, la maladie d'Alzheimer transforme le cerveau en un champ de bataille sanglant, insidieusement, tel le serpent tapi dans l'herbe qui ne laisse rien voir de son existence. Sa présence trompeuse ne suscite quasiment aucune résistance et, sans que l'on puisse l'arrêter, elle répand son venin. Finalement, lorsque le serpent décide de révéler sa présence, le cerveau humain est déjà considérablement affaibli. Impuissant, il n'oppose aucune résistance lorsque le reptile plante ses dents.

Les chercheurs et les médecins ont essayé de braver la maladie d'Alzheimer en procédant comme pour les autres pathologies, autrement dit en ayant recours aux examens par imagerie, à la génétique moléculaire et à l'industrie pharmaceutique.

Mais nous avons également compris qu'à la différence d'autres troubles qui ont des manifestations biologiques, la maladie d'Alzheimer touche la mémoire, la plus subtile et la plus fragile de nos facultés. Pour une entité aussi complexe, infinie et invisible que la mémoire, un médicament ou un traitement sont aussi futiles et superflus qu'un groupe de fourmis qui essaierait de venir à bout d'une gigantesque pizza.

Si on peut gérer le stress, améliorer l'humeur, arrêter une prolifération, arrêter le sang et détruire un caillot, aucun remède miracle ne permet de raviver la mémoire.

Ce que nous savons à l'heure actuelle ne suffit pas à prévenir la maladie et, face à celle-ci, la médecine est démunie et ne fait qu'effleurer le problème. Le cerveau est un organe à part avec des possibilités illimitées. Qu'il s'agisse de connaissance, conscience, cognition et métacognition ou encore de motivation, intention, perspicacité et libre arbitre, le cerveau et l'esprit entrent en scène, l'un prenant la place de l'autre.

Talon d'Achille de la médecine moderne, la maladie d'Alzheimer met en lumière les lacunes et les incroyables défis d'une branche de la science qui, en dépit d'énormes progrès, ne tient pas compte des ressources qui lui sont propres. Comprendre que cette maladie est beaucoup plus qu'un cerveau rouillé, rapetissé et tombé en désuétude ne peut que nous aider à considérer toutes les voies qui conduisent à ce tragique état d'inertie. Ce qui est accablant, c'est que tant que nous n'aurons pas une meilleure compréhension quant à la manière dont le mental fonctionne au-delà de la configuration des repères anatomiques du cerveau, il nous sera difficile de dompter une bête qui prend plaisir à frapper de manière aléatoire. Autrement dit, à moins de comprendre comment nous mémorisons et établissons des connexions, impossible de comprendre comment nous oublions.

Mais il y a plus inquiétant encore. En effet, la maladie d'Alzheimer ne se limite pas à la perte de mémoire et n'affecte pas seulement la vie du malade. Quasiment comme une maladie infectieuse, elle se transmet du patient au soignant.

Touchant dans un premier temps une seule personne, elle devient rapidement une affaire de famille et sévit de manière virulente et agressive. Résultat, la dépression, l'agitation, les changements de personnalité, le stress et les troubles cognitifs apparentés deviennent le lot quotidien du malade et des personnes qui s'occupent de lui.

Pour faire court, la maladie d'Alzheimer est un démon qui, pour être maîtrisé, nécessite d'avoir recours non seulement à des neuroscientifiques mais aussi à des maîtres en philosophie, en sociologie, en physique et, j'ose l'ajouter, en spiritualité.

Des faits et des chiffres

Les nombres, en général, ne mentent pas. Il suffit de se pencher sur les statistiques pour comprendre que nous sommes au seuil d'une épidémie. Selon une étude menée par le *National Institute of Aging* (Institut national du vieillissement), entre 2010 et 2050, le nombre d'hommes et de femmes de 65 ans et plus devrait doubler pour atteindre 88,5 millions, soit 20 % de la population. Pour ce qui est des États-Unis, d'ici 2025, le nombre de personnes de 65 ans et plus atteints de la maladie d'Alzheimer devrait avoisiner 7,1 millions contre 13,8 millions d'ici 2050. Entre 2016 et 2025, tous les États et toutes les régions du territoire états-unien devraient voir le nombre de personnes souffrant de la maladie d'Alzheimer progresser de 14 % du fait de l'augmentation du nombre total d'hommes et de femmes de 65 ans et plus. La France comptait 900 000 malades en 2015. Près de 225 000 nouveaux cas sont diagnostiqués chaque année, soit un nouveau cas toutes les trois minutes, portant les chiffres à 1 275 000 en 2020.

Sur le plan financier, les chiffres sont encore plus alarmants. À l'échelle mondiale, la maladie d'Alzheimer est incontestablement la maladie qui coûte le plus cher. Aujourd'hui, aux États-Unis, nous dépensons près de 160 milliards de dollars dans les programmes Medicare et Medicaid (prise en charge des frais médicaux et paramédicaux) pour les personnes atteintes de la maladie d'Alzheimer. D'ici 2050, nous aurons à dépenser 1 092 milliards de dollars si nous n'arrivons pas à freiner cette maladie cauchemardesque. En France, 9,9 milliards d'euros sont consacrés à la prise en charge médicale et médico-sociale. Le coût annuel par patient est de 22 099 euros. Ajoutons que ces trente dernières années, plus de 10 millions d'euros ont été consacrés à la recherche. Les conséquences néfastes de la démence (chute, dépression, malnutrition, etc.) sont quant à elles estimées à 2,8 milliards d'euros par an.

De nouvelles pistes

Comme pour les autres maladies, les médicaments approuvés par la *Food and Drug Administration* (FDA), agence américaine des produits alimentaires et médicamenteux, et la Haute Autorité de Santé (HAS), spécifiquement prescrits pour traiter la maladie d'Alzheimer – Donépézil (générique de Aricept), Galantamine (générique de Reminyl) et Rivastigmine Zydus (générique de Exelon) pour ne citer qu'eux – déferlent sur le marché, laissant entrevoir de grands espoirs alors que de nombreuses hypothèses quant à leurs effets sur les neurotransmetteurs demandent à être vérifiées. L'un après l'autre, ils connaissent leur heure de gloire même si, à ce jour, aucun n'a été capable d'arrêter la progression implacable et destructrice de la maladie.

Face à ce constat, il faut se rendre à l'évidence, regarder au-delà des traitements pharmaceutiques et chercher comment gérer différemment la maladie. À juste titre, le monde scientifique s'est intéressé aux pratiques holistiques. La méditation, le yoga, la musique et la réalité virtuelle sont alors apparus comme autant de pistes sérieuses. Parmi elles, la méditation et le yoga se sont imposés car connus et pratiqués depuis plusieurs siècles. Dans un premier temps, réservées à des reclus vivant dans les montagnes et les forêts, ces pratiques spirituelles ont fait entrevoir des vertus pour soulager les maux des hommes. Véritable voyage intérieur, la méditation permet d'aborder certains troubles cognitifs sous un autre angle.

La quiétude et le calme naturel de Bouddha (que l'on appelle indifféremment Gautama ou Siddhârtha[2]) ne sont pas seulement le reflet d'un esprit en éveil. La quiétude et le calme traduisent une absence totale d'agitation tant émotionnelle que structurelle. Bouddha vécut jusqu'à plus de 80 ans et mourut en pleine conscience et en méditant. Il est difficile d'imaginer Bouddha dans une autre posture que celle de la méditation. On ressent tous un éveil naissant à la vue de Bouddha assis depuis des millénaires, dans la position du lotus, la colonne vertébrale érigée vers le ciel sans aucune tension, les yeux clos en pleine introspection, le visage placide incliné vers le bas, le corps dans une merveilleuse immobilité.

Bouddha n'est toutefois pas le seul à adopter cette posture. Un coup d'œil rapide, au-delà des frontières, par-delà les chaînes montagneuses ou au cœur des forêts nous fait découvrir des ermites

2. Selon la tradition mahāyāna, à chaque *kalpa* (mot sanskrit pour désigner *temps infini* ou *période incommensurable*) son bouddha. Gautama appartient à l'unité de temps *Bhadra kalpa* (*bhadra* signifiant *beau, bon, propice, heureux, bienveillant*).

dans cette même posture, plongés dans un calme pudique et un silence profond.

Ce qui les unit n'est pas seulement la posture mais également la continuité de la vie que le temps qui passe n'arrive pas à perturber. Ces hommes et ces femmes vivent longtemps et pourtant meurent jeunes – dans le sens où ils ont une totale maîtrise de leur destinée –, ce qui mérite que nous nous intéressions à ce microcosme.

Les limites de la médication

C'est à William Camden, antiquaire, historien et topographe, que l'on doit l'adage anglais *All the proofe of a pudding is in the eating* que l'on pourrait traduire par *C'est en goûtant que l'on sait si c'est bon.*

Cet adage est parfaitement adapté à la médecine moderne qui repose sur des faits et pour laquelle rien ne peut être considéré comme étant la norme tant qu'il n'y a pas de preuve tangible. Autrement dit, toute idée émanant d'une imagination délirante doit, pour être considérée comme thérapeutique, emprunter la voie que suit toute hypothèse – méthode, outils et significativité statistique – et passer par quatre phases de tests sous le regard inquisiteur des industries pharmaceutiques. Personne ne doute ou devrait contester l'authenticité de la manière dont on pratique la médecine aujourd'hui, car nous autres médecins œuvrons pour sauver des vies et aucune place n'est laissée aux opinions et tergiversations.

J'émets toutefois une réserve.

Et si les méthodes et les outils utilisés n'étaient pas suffisamment élaborés ? Les idées les plus subtiles faisant miroiter un potentiel curatif pourraient-elles être saisies ? J'en doute fort. C'est pourquoi nous pourrions écarter une idée ou une hypothèse considérées comme ne répondant pas aux critères scientifiques ou ne reposant sur aucune preuve parce qu'elles semblent futiles, c'est-à-dire parce que la technologie n'est pas encore aboutie.

À mon avis, il y a plus grave. Car même s'ils sauvent des vies, les médicaments ne sont pas anodins. Tout d'abord, il y a les effets secondaires. Si certains sont mineurs et gérables, d'autres, appelés effets indésirables, sont plus graves et doivent être combattus à l'aide d'autres médicaments. Et c'est l'escalade. Puis apparaissent les résistances et le fait qu'un même médicament n'a pas les mêmes effets sur tous les individus. Autre menace, la tolérance – menace d'autant plus redoutable dans le domaine de la psychiatrie.

Par exemple, l'Alprazolam est un médicament utilisé à outrance que l'on prescrit pour traiter l'anxiété. Or prescrire de l'Alprazolam n'est plus une prérogative des psychiatres. Les internistes, les médecins de famille et même les chirurgiens peuvent en prescrire à leurs patients. Presque tout le monde peut prendre ce médicament. Dans la société sans merci dans laquelle nous vivons, être angoissé est légitime et l'Alprazolam peut frapper à toutes les portes.

Lorsque le médicament est arrivé sur le marché, l'inquiétude a disparu pour faire place à l'exaltation. S'ensuivit la tolérance. Puis, au bout de six mois, la dose quotidienne de 0,5 mg ne suffisant plus pour repousser les limites de l'angoisse, on augmenta la dose. Pendant un certain temps, une dose de 1 mg répondit au besoin, jusqu'au jour où elle n'eut plus d'effet. Deux options se présentèrent : ajouter un second médicament ou augmenter une nouvelle fois la dose. Une étude portant sur le nombre incalculable de médicaments qui inondent le secteur pharmaceutique et les innombrables tests qui n'ont absolument pas réussi à valider ce que revendiquait la communauté scientifique aurait dénoncé une méthode qui est soit totalement disproportionnée, soit dénuée de sens.

Des réflexions plus philosophiques soulèvent des questions pragmatiques :

Comment la conscience peut-elle être scientifiquement reproduite ?

Pourquoi les choses qui dépassent la science ne sont-elles pas considérées comme scientifiques ?

Les outils scientifiques utilisés pour porter un jugement sont-ils réellement scientifiques ?

Si des facultés aussi subjectives et subtiles que les facultés propres à l'esprit humain doivent reposer sur des preuves, alors la science pourrait devoir se débarrasser des dogmes et des démons qui menacent son propre processus de réflexion.

La médecine holistique n'est pas apparue uniquement pour pallier la fatigue chronique et les faiblesses de la médecine traditionnelle, mais parce que c'était une réelle nécessité dans le système de gestion de la santé dans lequel les médicaments étaient massivement utilisés, puis relégués du fait d'un défaut ou d'une faiblesse.

La maladie de ma grand-mère

Ma grand-mère est née en Inde orientale sous emprise britannique, dans ce qui était alors le Bengale oriental, au sein d'une famille aisée. Les années 1940 furent une période difficile avec la révolte qui grondait aux quatre coins du pays. Subha Chandra Bose, un indépendantiste qui engagea une résistance armée contre les dirigeants, stimula l'imagination des masses populaires, et ma grand-mère se lança dans la lutte, dénonçant d'une voix tonitruante, à la tribune, les atrocités politiques commises par les Britanniques. Elle fit don de tous ses bijoux et autres richesses dans sa quête de la liberté. Les représailles ne se firent pas attendre. Son époux, un gynécologue de renom, n'eut plus le droit d'exercer dans le secteur public. Du jour au lendemain, la famille qui comptait huit membres sombra dans une misère noire. Peu de temps après, mon grand-père décéda. Se retrouvant veuve à 42 ans avec six enfants à charge, ma grand-mère décida de franchir la frontière pour aller au Bengale occidental.

Ce qu'elle fit ensuite fut remarquable et presque impensable pour l'époque. Tout en travaillant et en élevant ses enfants pratiquement toute seule, ma grand-mère se lança, à ses moments perdus, dans l'écriture d'histoires, de poèmes et de chansons qui furent lus dans les écoles alors que des éditeurs séduits par la fluidité des rimes publiaient ses écrits.

Ce que fit ma grand-mère était incroyable car, en ce temps-là, c'étaient les hommes qui gouvernaient le monde alors que les femmes n'existaient que par le nombre d'enfants qu'elles mettaient au monde et élevaient. Les enfants de ma grand-mère devinrent des hommes et des femmes respectés dans leur vie professionnelle. Ma grand-mère n'éprouva jamais le besoin de trouver un second compagnon, les livres étant devenus sa retraite et son refuge.

Un soir, elle disparut et ce fut la panique. Toute la famille la chercha dans les rues de Calcutta. On finit par la retrouver aux alentours de minuit dans une impasse, nue dans le clair de lune. Elle semblait frigorifiée et avait perdu toute notion du temps et de l'espace. Elle avançait de quelques mètres puis reculait. Nous l'avons ramenée chez elle, mais ce n'était plus la même personne. Tous les visages qui lui étaient familiers semblaient être tombés dans l'oubli. Même son reflet dans le miroir lui était étranger. En quelques semaines, elle cessa toute activité rudimentaire. Ses livres de poésie et autres écrits prirent la poussière. À l'époque, il n'y avait que très peu de tests normalisés comparativement à aujourd'hui. On ne parlait pas encore des tests MMS et MoCA. La maladie d'Alzheimer se contentait d'être là.

J'ai toujours été l'un des préférés de ma grand-mère. Elle voulait absolument faire de moi un poète. Ma grand-mère passa les dix dernières années de sa vie piégée dans son propre enfermement émotionnel – dans l'incapacité de vivre, mais aussi de mourir. Lorsqu'elle décéda à l'âge de 82 ans, elle était au stade 6 de la maladie. Plus tard, alors que j'étudiais la médecine depuis déjà plusieurs années, je me suis interrogé quant à la soudaineté avec laquelle tout cela était arrivé. Comment un cerveau, chez une personne d'une intelligence supérieure à la normale, pouvait-il aussi rapidement s'arrêter de fonctionner comme il se doit et ce, pour toujours ? Qu'est-ce qui pouvait bien déclencher cette chute qui inéluctablement conduisait à la mort ? Ma grand-mère avait-elle senti venir les choses ?

Trente ans plus tard, je me pose toujours les mêmes questions et je ne suis pas le seul.

Meditation et activité cérébrale

Si, par défaut, William Camden est le père de la médecine du XXe siècle, c'est de plein droit que le chercheur allemand Hans Berger est le père des neurosciences du XXIe siècle.

À l'origine de l'encéphalogramme, Hans Berger découvrit les ondes cérébrales, ouvrant grand les vannes d'un domaine de recherche qui, jusqu'alors, n'avait guère attiré l'attention si ce n'est pour être moqué et ridiculisé. L'activité électrique spontanée, ou électrocorticogramme, enregistrée sur un jeune homme de 17 ans le 6 juillet 1924 devint une porte d'entrée extraordinaire permettant de pénétrer dans le cerveau humain.

Avant Hans Berger, la méditation était au mieux un culte, un rite oriental dépourvu de toute connotation scientifique. Au début du XXe siècle, lorsque la communauté scientifique entendit, par bribes, parler des bienfaits de la méditation, il n'y avait pas de quoi se vanter des technologies permettant l'exploration du cerveau. Pour identifier les *états maladifs* d'un cerveau, les seuls recours étaient la ponction lombaire, la pneumoencéphalographie et la ventriculographie. À cette époque, on était encore bien loin des scanners, de l'imagerie par résonance magnétique (IRM) et de la tomographie par émission de positons (PET scan).

Au début des années 1950, deux chercheurs, N. Das et H. Gastaut, étudièrent l'activité cérébrale de sept yogis pratiquant un type de yoga appelé *Kriya Yoga*. Leurs observations sur l'activité électrique du cerveau de ces yogis furent les premières d'une longue série de résultats fascinants dont la communauté médicale allait, à maintes reprises, être le témoin. Pas surprenant que les auteurs des premiers articles scientifiques se soient acharnés à considérer l'électroencéphalographie (EEG) comme la seule méthode et l'unique outil pour confirmer les résultats de leurs expérimentations. Dans un article qui fit référence en la matière, intitulé « Variations de l'activité électrique du cerveau, du cœur et des muscles squelettiques au cours de la méditation et de l'extase yogique », paru en 1955 dans la prestigieuse revue scientifique *Electroencephalography and Clinical Neurophysiology*, les deux chercheurs démontrèrent l'amplitude des ondes bêta chez les yogis au cours de la méditation profonde, puis de l'apparition d'ondes alpha à la fin de l'état méditatif.

Il suffit de se pencher sur la fonction des ondes bêta pour immédiatement vouloir en savoir plus. La voix des ondes bêta peut être décrite comme un petit détracteur acariâtre. Plus les ondes sont élevées, plus la voix crie fort. La littérature scientifique est formelle sur ce point.

Sur le plan fonctionnel, les ondes cérébrales bêta sont associées à la conscience éveillée, l'état d'alerte éveillé, l'esprit logique et le raisonnement critique, ce qui veut simplement dire que, pour un cerveau en proie à une dégénérescence fonctionnelle, tout ce qui augmente les ondes bêta devrait, et doit, être bénéfique. Même à ce stade de recherche élémentaire, nous sommes tentés de considérer les ondes bêta comme les alliés d'un cerveau qui lutte de toutes ses forces pour préserver tout son potentiel.

Les ondes alpha présentent plus d'intérêt et sont, dans le contexte de la méditation, sans prix. Appelées ondes Berger en référence au médecin allemand, les ondes alpha caractérisent un état d'esprit calme, non agité et pur. Pour les adeptes de la méditation, cet état d'esprit est leur enfant chéri, qu'ils font naître et revenir à volonté.

Le trouble cognitif léger (TCL)

Le concept de *déclin cognitif léger* ou *trouble cognitif léger* (TCL) eut l'effet d'une bombe et fut perçu comme le prélude d'une tragédie ultime – prémices d'un glissement silencieux vers l'inévitable. Si faible et si subtil que nous l'avons laissé filer entre nos doigts sans même nous en apercevoir, presque en cherchant une consolation dans ce silence rassurant.

Nombre de termes plus ou moins appropriés ont été utilisés pour décrire des notions semblables, voire identiques au TCL :

démence naissante, trouble de mémoire isolé, état prodomal, affaiblissement cognitif léger, maladie d'Alzheimer pré-démentielle, maladie d'Alzheimer ou syndrome Alzheimer. Tel un espion en cavale qui change de déguisement dans chaque situation nouvelle, la terminologie change même si la plupart des définitions ne collent pas tout à fait à celle du TCL.

En 2013, afin de faire le ménage dans cet imbroglio lexical, le concept de trouble neurocognitif léger apparut pour la première fois dans la cinquième édition du *Manuel diagnostique et statistique des troubles mentaux* publié en 2013 par l'Association américaine de psychiatrie. Le trouble neurocognitif léger (TNL) présente de grandes similitudes avec le déclin cognitif léger tel que défini et, pour les cliniciens, le TNL et le TCL ne font qu'un et désignent un état caractérisé par un déclin cognitif dans un ou plusieurs domaines, souvent la mémoire, avec une relative préservation des activités liées à la vie quotidienne et l'*absence de démence*.

L'absence de démence fait du déclin cognitif léger une arène on ne peut plus idéale pour que s'affrontent les opinions divergentes. Des études neuropathologiques laissent à penser que le TCL est la première expression clinique d'une maladie neurodégénérative liée à l'âge alors que des études autopsiques ont montré que les personnes souffrant d'un TCL ont une pathologie d'Alzheimer, stade intermédiaire plus grave – entre des comportements normaux et des personnes avec un état plus avancé. À ce stade, la dégénérescence neurofibrillaire et l'accumulation des protéines Tau (*Tubulin associated unit*), qui caractérisent la maladie d'Alzheimer, épargnent encore le cerveau et il demeure possible d'agir avant la tempête.

Si tel était le cas, serions-nous capables de canaliser le potentiel illimité de la méditation pour affronter et prévenir la maladie d'Alzheimer ? Avant même d'essayer de répondre à cette question, nous devons passer en revue le pouvoir infini de la maladie elle-même.

Le pouvoir infini de la maladie d'Alzheimer

Les exemples ci-après montrent précisément pourquoi la pathogenèse de la maladie d'Alzheimer n'est pas seulement une question de perte de mémoire et de troubles de l'humeur mais peut aussi avoir une cause beaucoup plus complexe et trompeuse.

Réalisateur d'origine hongroise et professeur à l'université de New York, Karl Bardosh est aussi un fils particulièrement fier de sa mère qui, avec courage, s'est battue bec et ongles contre les nazis avant d'échapper miraculeusement à une arrestation qui aurait pu lui être fatale. Touchée dans le dos par une balle tirée par un Allemand, elle tomba dans une rivière et, feignant d'être morte, elle se laissa dériver et gagna la rive opposée. Des années plus tard, saine et sauve dans son pays d'adoption, les États-Unis, elle succomba à la maladie d'Alzheimer. À chaque fois qu'elle entendait retentir la sirène d'une voiture de police, elle allait se cacher dans la baignoire, pensant qu'elle était la cible des balles allemandes.

Un jour, Jonathan Gray, juriste, producteur et professeur vacataire à l'université de Columbia (New York), me raconta une histoire toute aussi poignante alors que nous étions dans son bureau situé dans le quartier de Chelsea à Manhattan. Jonathan alluma son téléphone portable et me montra une vidéo sur laquelle on le voyait essayant de converser avec sa mère qui, handicapée par la maladie d'Alzheimer, semblait aller plutôt bien tout en paraissant totalement hors de la réalité avec les expressions nonchalantes que l'on retrouve chez nombre de malades. De but en blanc, elle regarda sur sa gauche où un miroir était accroché au mur. Voyant le reflet de son fils, elle se mit à crier, comme si elle venait de se réveiller : « Bonjour, Jonathan ! » Avant même qu'il ait le temps de s'extasier du fait qu'elle le reconnaisse, ce à quoi il ne s'attendait absolument pas, elle tourna la tête et, face à son fils, elle retrouva un visage totalement inexpressif.

Pourquoi et comment la mère de Jonathan reconnaissait-elle l'image de son fils dans le miroir alors qu'elle était incapable d'identifier son fils en chair et en os ? Quel était le point commun entre des balles qui sifflent et la sirène des voitures de police qui poussait la mère de Karl à se cacher dans la baignoire ? Ces réactions étaient-elles une coïncidence ? Une fissure de l'esprit non détectée permettrait-elle d'accéder à un autre niveau de la conscience ?

Ces exemples nous obligent à appréhender la maladie d'une tout autre manière, à dépasser la structure organique du cerveau pour pénétrer dans le domaine complexe du mental où le conscient, le subconscient, la cognition et la métacognition sont pris en compte dans un processus qui va des plus rudimentaires aux plus subtiles de nos facultés. À la différence des autres maladies, la maladie d'Alzheimer semble avoir un impact sur toute la palette de nos facultés cognitives ce qui peut difficilement être corrigé par un médicament.

La méditation

Alors que nous bataillons avec la nature de plus en plus complexe de cette maladie, nous devons impérativement réétudier les principes de base de la méditation telle que pratiquée depuis la nuit des temps et ce qu'implique cette pratique. En passer par-là est obligatoire dans la mesure où la méditation, telle une marchandise, est passée entre les mains de chefs spirituels, de savants, de philosophes, de chercheurs, voire d'hommes et de femmes politiques qui en ont donné leur propre définition et en ont fait l'usage qu'ils voulaient.

Aujourd'hui, le terme *méditation* est utilisé pour désigner différentes pratiques, notamment des techniques destinées à favoriser la relaxation et des exercices avec des objectifs plus difficiles à atteindre tels qu'un sens aigu du bien-être.

Pour une pratique aussi vaste et offrant une telle liberté, il est important de préciser ce que l'on recherche. Du point de vue scientifique, la méditation peut se concevoir comme étant un ensemble de stratégies complexes élaborées à différentes fins, y compris accéder au bien-être et trouver un équilibre émotionnel, objectif visé plus précisément par la méditation attentive, dite aussi méditation de concentration, et la méditation de pleine conscience, dite méditation d'observation ouverte ou de surveillance ouverte.

Pour faire simple (voir p. 111), la **méditation attentive** implique une focalisation volontaire de l'attention sur un support choisi pendant une certaine durée. La **méditation de pleine conscience**, quant à elle, implique une surveillance non réactive de l'expérience présente, d'instant en instant, essentiellement de manière à reconnaître la nature des modèles émotionnels et cognitifs.

Dans de nombreux exemples, la méditation de pleine conscience peut, dans un premier temps, nécessiter d'avoir recours à la méditation attentive pour apaiser l'esprit et ne pas se laisser distraire par des pensées parasites. Puis, au fur et à mesure, la surveillance non réactive devient l'objectif principal de la pratique, le but à atteindre étant un état dans lequel il n'y a aucune attention explicite sur un support spécifique, le méditant étant simplement dans un état d'observation, attentif à tout ce qui fait l'expérience présente.

La méditation attentive et la méditation de pleine conscience sont les deux types de méditation les plus courants avec pour finalité atteindre le calme et la stabilité des eaux profondes de l'océan. Toutes deux sont profondément ancrées dans la tradition bouddhique de la méditation Vipassanā et de la méditation Mahâmudrâ – bénédictions du figuier sous lequel Siddhârtha s'assit.

Un exemple des bienfaits médicaux de la méditation

Pour que la méditation soit considérée comme une « médecine fondée sur les preuves », il nous faut des résultats concrets. Personnellement, j'ai essayé de mettre en pratique la médecine holistique et obtenu des résultats encourageants.

Michael Wallace, instituteur à la retraite, s'est battu avec les nombres, les mots et les fonctions exécutives de base comme compter ou tenir un raisonnement cohérent – paradoxe on ne peut plus pénible pour quelqu'un qui se vantait de ses aptitudes dans le domaine des mathématiques.

Il comprit que quelque chose n'allait pas lorsqu'un après-midi, il eut du mal à appeler un stylo un stylo – un objet cher à son cœur puisqu'il s'agissait d'un stylo à bille Sheaffer qu'il avait reçu en récompense trente ans plus tôt pour avoir remporté un concours littéraire. Pour une personne d'une telle intelligence, cela ne présageait rien de bon. Malgré tout, il continuait à conduire et n'avait aucun mal à gérer la complexité émotionnelle liée à sa vie de retraité. Par moments, les chiffres lui échappaient, tout comme le nom de certains objets familiers et il lui était parfois impossible de mettre un nom sur un visage. Il prit rendez-vous avec son médecin traitant qui lui prescrivit des analyses de sang : dosage de la vitamine B_{12}, bilan thyroïdien, test rapide de la réagine, une analyse sérologique pour dépister la syphilis notoirement connue pour être trop souvent prescrite par les médecins et donner des résultats tendancieux. Tous les résultats se révélèrent normaux.

Comme on pouvait s'y attendre, Michael fut adressé à un psychiatre qui fit procéder à des tests complémentaires qui ne lui permirent pas de véritablement poser un diagnostic. Selon les experts, Michael était quelque part entre le *stade précoce de la maladie d'Alzheimer* et la *démence non spécifiée*. Or qui dit absence de diagnostic sans équivoque dit absence de traitement médicamenteux bien défini, ce qui valut à Michael de se voir administré au nom de la *médecine défensive* deux antidépresseurs et un cocktail de vitamines. Le mode de vie de Michael resta inchangé hormis certains moments où il avait des pertes de mémoire. La pharmacothérapie étant sans effet, Michael chercha un spécialiste prenant en compte aussi bien le corps que l'esprit. C'est ainsi qu'il entendit parler des vertus de la méditation et du yoga. Dans la mesure où ces techniques lui étaient totalement étrangères, il avait besoin de temps avant de se lancer dans l'aventure.

Je reçus Michael qui voulait avoir un quatrième avis. Je lui expliquai que la méditation pratiquée dans sa forme la plus simple ne présentait aucun effet indésirable, qu'aucune résistance ou intolérance n'étaient à craindre, ces trois risques étant souvent associés aux traitements médicamenteux habituellement prescrits dans son cas. Alors pourquoi ne pas essayer une méditation spécialement adaptée aux personnes âgées qui avait fait ses preuves ?

Michael finit par prendre contact avec un professionnel ayant suivi une formation « Méditation et santé ». Dans les six mois qui suivirent, il nota une nette amélioration de ses facultés cognitives. Comme Michael, nombreuses sont les personnes qui, partout dans le monde, profitent des bienfaits considérables de la méditation.

Une évolution nécessaire

Ces exemples qui montrent les effets bénéfiques de la méditation sont-ils anecdotiques, fortuits, isolés, peu significatifs ou crédibles ? La méditation est-elle simplement un placebo ou peut-on parler d'associations causales ?

C'est pour répondre à ces questions que nous nous réfugions derrière la science occidentale, en essayant de minimiser un trésor venu d'Orient qui a bien du mal à s'imposer dans le monde médical qui est le nôtre. Désormais on tient réellement compte de ce qu'une personne éprouve et recherche. Les pratiques médicales ont merveilleusement évolué, les médecins qui prescrivaient à tour de bras des médicaments à leurs patients sont désormais des guérisseurs en quête de nouveaux traitements autres que médicamenteux. Quelques années en arrière, les termes et les concepts comme *conscience* et *métacognition* étaient bannis. Si les médicaments faisaient l'affaire, si les signes et les symptômes dont souffrait un patient pouvaient être atténués, pourquoi s'enquiquiner et chercher ailleurs ? Pendant des années, nous nous en sommes remis aux puissantes industries pharmaceutiques en pleine heure de gloire. Moi-même, comme des millions d'autres médecins, j'ai prescrit, les yeux fermés et en toute confiance, des médicaments qui avaient réussi tous les tests.

Le premier à réagir fut le Dr John Denninger, psychiatre et directeur de recherche à l'Institut Benson-Henry pour la médecine esprit-corps au Massachusetts General Hospital. Fervent défenseur des bienfaits de la méditation et du yoga, le médecin cita dernièrement le Dr Herbert Benson de la faculté de médecine de l'université Harvard qui, en collaboration avec le Dr Robert Keith Wallace et le Dr Archie F. Wilson, étudia des hommes et des femmes s'adonnant à la pratique de la méditation transcendantale (MT) (une forme de méditation où un mantra est chanté). Intitulé « Un état physiologique, hypométabolique éveillé », l'article fut publié pour la première fois en 1971 dans l'*American Journal of Physiology*. Cette étude majeure montre, entre autres, une baisse de la consommation d'oxygène, une augmentation de la quantité de gaz carbonique éliminée et une accélération de la respiration – soit autant de paramètres physiologiques typiques d'un état de quiétude durable que l'on retrouve chez tous les adeptes de la méditation.

Les résultats de cette étude ont ouvert la voie à une multitude de travaux menés par des équipes de la Mayo Clinic, de l'hôpital Johns-Hopkins, de l'université Harvard et nombre d'instituts de recherche à travers le monde. Au tout début du XXIe siècle, les approches holistiques ont définitivement présenté la méditation comme étant un outil efficace dans les soins prodigués aux patients et ce, aussi bien en tant que traitement principal que secondaire.

Pour preuves, quelques exemples.

Dans une étude randomisée, d'une grande rigueur, menée au centre hospitalier universitaire Beth Israel Deaconess et à la faculté de médecine de l'université Harvard, des patients souffrant de troubles cognitifs légers (TCL) ont noté une amélioration de leur état après avoir suivi un programme de Réduction du stress basée sur la pleine conscience (ou MBSR de l'anglais *Mindfulness Based Stress Reduction)*, méditation qui, comme son nom l'indique, repose sur la pleine conscience couplée à des séances de yoga. Les résultats ont montré les bienfaits de ces pratiques sur les facultés cognitives, le bien-être, les relations avec les autres, l'acceptation et la prise de conscience du TCL, ainsi que sur la gestion du stress. Les résultats obtenus par l'équipe de Harvard sont très encourageants dès lors que des sujets stressés ou dépressifs s'adonnent chaque jour pendant 15 minutes à une séance de méditation de pleine conscience guidée.

Les effets de la méditation sur le stress

Le stress, sur lequel nous reviendrons plus en détail dans les prochains chapitres, est indéniablement l'un des facteurs favorisant l'apparition soudaine de la maladie d'Alzheimer et nombre d'autres déclins cognitifs. Pour des raisons évidentes, le stress a été et est encore au centre de nombreux travaux de recherche dont une étude menée par une équipe de l'université de Californie à Los Angeles (UCLA). Dirigée par Elizabeth Blackburn, lauréate australo-américaine du Prix Nobel de médecine en 2009, aujourd'hui à la tête de l'institut Salk pour les études biologiques, l'étude a montré que les patients, qui, pendant huit semaines, ont pratiqué chaque jour 20 minutes de méditation chantée, étaient beaucoup moins stressés – une étude majeure quand on sait que le stress favorise le vieillissement des cellules cérébrales.

Une autre équipe de chercheurs au sein du collège des médecins et chirurgiens de l'université de Columbia a également mis en évidence les bienfaits du yoga et de la méditation chez des sujets traités pour des maladies liées au stress, une anxiété, un syndrome de stress post-traumatique (SSPT), une dépression ou l'addiction à une substance. Des études menées parallèlement au centre médical régional de Landstuhl en Allemagne ont confirmé ces résultats.

À l'université Johns-Hopkins, le *kirtan kriya (*ou Sa-Ta-Na-Ma du nom du mantra qui est chanté pendant la séance) est une technique de méditation chantée reconnue comme favorisant la diminution du stress (diminution reflétée par une baisse du taux de protéines libérées dans le sang lors d'une inflammation) et stimulant la circulation du sang dans le cerveau. Tiré du *kundalini yoga*, le *kirtan kriya* est une technique de méditation qui repose sur le chant et les *mudras* à pratiquer chaque jour pendant 12 minutes. Pendant la séance, le mantra *Sa-Ta-Na-Ma* est chanté alors que le pouce touche à tour de rôle chacun des quatre doigts pour favoriser la circulation de l'énergie.

Les travaux de Matthieu Ricard et Richard Davidson

Les études menées dans les différents instituts peuvent-elles être mises en place comme thérapies cliniques afin de prévenir la maladie d'Alzheimer ?

« Les bienfaits sont évidents », nous confie le Dr Denninger. « L'idéal serait de mener une étude longitudinale qui nous permettrait de comparer l'évolution des facultés cognitives avec ou sans la pratique de la méditation. Cette étude vaudrait de l'or ! »

L'optimisme du Dr Denninger nous a poussés à nous tourner vers Matthieu Ricard, un docteur en génétique cellulaire devenu moine bouddhiste tibétain. Fils du philosophe Jean-François Revel (né Ricard) et de l'artiste peintre Yahne Le Toumelin, Matthieu est né à Paris en 1946. Il grandit dans un milieu où se côtoyaient intellectuels et artistes. Enfant surdoué, il fit de brillantes études. Doctorant, il eut pour directeur de thèse François Jacob qui reçut le Prix Nobel de médecine en 1965. Matthieu Ricard obtint son doctorat de génétique cellulaire au très prestigieux Institut Pasteur.

Alors qu'il venait de fêter ses 20 ans et qu'on lui prédisait un avenir des plus prometteurs, Matthieu décida contre toute attente de partir en Inde. C'est au cours de ce voyage qu'il rencontra les grands maîtres du bouddhisme tibétain. Matthieu ne fut pas le premier à passer avec une déconcertante facilité du monde des sciences au monde spirituel. Il sut tourner le dos aux rues animées de Paris pour vivre dans les sublimes chaînes de l'Himalaya où il rencontra et trouva refuge auprès du Dalaï-lama dont il est l'interprète français depuis 1989. Membre actif du Mind and Life Institute, association dont le but est de promouvoir la recherche collaborative rapprochant des chercheurs, des universitaires bouddhistes et des adeptes de la méditation, Matthieu Ricard est également très impliqué dans les études portant sur l'effet de l'entraînement de l'esprit et de la méditation sur le cerveau menées par différentes équipes universitaires nord-américaines et européennes.

Pratiquement à la même période, un autre chercheur décida lui aussi de faire un voyage qui allait le mener hors du royaume de la recherche conventionnelle. Professeur de psychologie et de psychiatrie et fondateur du laboratoire de recherche universitaire du Centre Waisman, Richard J. Davidson a exploré les bases neurologiques des émotions, établi l'existence d'un style émotionnel et prouvé les bienfaits de la méditation et autres pratiques contemplatives sur la santé physique et psychologique et le comportement. En 2006, ce neuroscientifique de renom figurait sur la liste des 100 personnes les plus influentes élaborée par le *Times Magazine*. Ses travaux ont porté sur des individus de tous âges, de la naissance à un âge avancé, y compris des sujets souffrant de troubles émotionnels, notamment de l'humeur, d'anxiété et de troubles autistiques mais aussi des personnes pratiquant la méditation intensivement. Profitant des avancées technologiques, le Dr Davidson a utilisé tous les outils dont il disposait : IRM, tomographie par émission de positons (PET scan), encéphalographie et autres méthodes propres à la génétique et l'épigénétique.

Matthieu Ricard et Richard Davidson étaient faits pour se rencontrer et, lorsque ce dernier décida d'étudier le cerveau de plusieurs centaines d'adeptes de la méditation, il fit venir Matthieu Ricard dans son laboratoire de l'université du Wisconsin. C'est ainsi que le moine bouddhiste se retrouva avec 256 capteurs branchés sur son crâne rasé.

Les résultats furent étonnants. Lorsque Matthieu Ricard méditait sur la compassion, son cerveau produisait un niveau d'ondes gamma – ondes liées à la conscience, l'attention, l'apprentissage et la mémoire –, ce qui, selon le Dr Davidson « n'avait jamais été mentionné auparavant dans la littérature des neurosciences ». Cette découverte rendit le chercheur euphorique.

Les scanners révélèrent par ailleurs une plus grande activité dans le cortex préfrontal gauche que dans le cortex préfrontal droit, ce qui, pour les chercheurs, donnait au moine une aptitude anormale au bonheur et une faible propension à être négatif. Les travaux menés suite à cette observation – domaine que l'on appelle communément *neuroplasticité* – n'en sont encore qu'à leur début et Matthieu Ricard ainsi que d'autres chercheurs de renom ont été parmi les tout premiers à participer à ces expériences scientifiques et ce, dans le monde entier.

« Pendant 12 ans », confia le moine bouddhiste, « nous avons observé les effets de l'entraînement de l'esprit ou autrement dit de la méditation à court et long termes sur l'attention, la compassion et l'équilibre émotionnel. Nous avons observé des effets très bénéfiques chez les sujets qui méditaient depuis longtemps et avaient 50 000 séances à leur actif, mais aussi chez les individus qui méditaient depuis seulement trois semaines à raison de 20 minutes par jour, ce qui, bien sûr, est plus compatible avec le mode de vie d'aujourd'hui. »

Armé des outils les plus modernes et les plus insolites – imagerie par résonance magnétique fonctionnelle (IRMf), résonance magnétique nucléaire impulsionnelle (pour collecter rapidement des données), appareils à fibres optiques permettant de présenter des stimuli visuels à des sujets et systèmes d'enregistrement haute fréquence utilisant entre 64 et 256 électrodes réparties sur la surface du crâne –, Matthieu Ricard poursuivit ses recherches sur la corrélation entre la méditation attentive et le cerveau des méditants experts mais aussi des méditants novices.

Les résultats furent étonnants. À la différence des novices, les personnes qui s'adonnaient depuis de longues années à la méditation attentive n'avaient pas besoin de faire beaucoup d'efforts pour rester concentrées. Les résultats montrèrent également une corrélation entre les niveaux de concentration élevés et une baisse conséquente des comportements émotionnels incompatibles avec une concentration prolongée. Autre constat : l'attention est une faculté qui peut se développer grâce à la pratique mentale de la méditation attentive.

Musique et réalité virtuelle

Parallèlement, les chercheurs qui se méfient des médicaments continuaient à repousser les limites et à s'aventurer dans les royaumes de la musique et de la réalité virtuelle. Des études particulièrement intéressantes ont souligné les effets bénéfiques de la *Sonate pour deux pianos en ré majeur de* Mozart sur les aspects cognitifs du cerveau humain (d'où l'appellation *Effet Mozart*).

Lors de travaux menés par le service de neurologie de l'université de médecine de Kaohsiung (Taïwan), des indices d'évaluation de la démence – *Mini Mental State* (MMS) ou test de Folstein et *Cognitive Abilities Screening Instrument* ou *CASI* – ont montré les bienfaits de l'Effet Mozart sur la mémoire de sujets souffrant de la maladie d'Alzheimer. Comme nous le verrons plus loin (voir p. 201), la musique ou un simple toucher peuvent devenir des alliées étonnantes pour celles et ceux qui n'ont plus toute leur tête.

Les études menées dans le domaine de la réalité virtuelle sont également très prometteuses. La réalité virtuelle immersive est une technologie utilisée pour traiter les phobies, le stress, l'anxiété et les troubles de la mémoire. Selon une étude du *U.S. Army-Baylor University Graduate Program in Physical Therapy* (San Antonio, Texas), les personnes touchées par une démence exposées à un environnement virtuel ont le sentiment de mieux gérer les situations qu'à l'ordinaire, alors qu'elles ont du plaisir et n'éprouvent aucune difficulté à manipuler un joystick.

Yoga et méditation

Inutile de préciser que, parmi tous ces concepts particulièrement encourageants, ce sont la méditation et le yoga qui ont le plus séduit les esprits romantiques. Or ce qui les a élevés au rang des considérations les plus sérieuses, ce sont les découvertes quant aux principaux facteurs de risques favorisant l'apparition et le développement de la maladie d'Alzheimer. Dans le domaine des sciences, où les théories quant à l'implication du système nerveux l'emportaient sans jamais être remises en question, considérer le stress, l'hypertension artérielle, l'hypercholestérolémie, l'obésité, le diabète et le patrimoine génétique comme autant de facteurs de risques majeurs est devenu un point d'entrée définitif pour tous ceux qui se débattaient avec la maladie.

C'est pour cette raison que le yoga et la méditation sont tout à coup devenus des mains secourables – poussant à l'observation et la perspicacité. Le monde d'aujourd'hui favorise un mode de vie qui, telle une spirale, nous arrache à notre propre existence, nous privant de cette précieuse sobriété d'une vie ayant du sens. Jamais nous n'avons eu autant besoin de ces mains secourables qu'aujourd'hui.

Comme nous le verrons tout au long de ce livre, les études les plus récentes montrent que la méditation est capable de reconnecter les circuits à l'intérieur de notre cerveau afin qu'ils produisent des effets salutaires, non seulement sur l'esprit et le cerveau mais sur tout le corps, et ce grâce à la stimulation de connexions cérébrales faisant intervenir les axons, structures qui mettent en liaison les différentes régions du cerveau.

À la différence des produits pharmaceutiques, le simple fait qu'elles puissent induire ce que l'on appelle la *neuroplasticité* au niveau des centres de la concentration et de l'attention et augmenter la fréquence des ondes alpha (qui favorisent l'attention et la coordination mentale) explique pourquoi ces techniques sont considérées comme des options majeures dans le traitement d'une maladie pour laquelle le monde n'a pratiquement aucune solution à proposer.

J'ai demandé à Ron Brenner, chef du service de santé comportementale au sein du Catholic Health Services de New York s'il pensait que Madame Wolfe aurait pu bénéficier d'une approche holistique telle que la méditation.

« Sans le moindre effet indésirable », me répondit-il. « Cela aurait pu être une option viable.

— Et pour quelle raison ? ai-je demandé aussi implacable que le soleil estival de ce dimanche après-midi que nous passions à bavarder autour d'un déjeuner.

— Tout simplement parce que la méditation est une réserve ou une ressource dans laquelle le cerveau peut puiser sans avoir à fournir aucun effort et dès qu'il en éprouve le besoin », m'expliqua Ron Brenner d'une voix qui se voulait optimiste et sans appel.

Le Dr Benjamin R. Doolittle, directeur d'une étude menée au sein de l'université Yale sur la médecine et la pédiatrie, est allé encore plus loin en regrettant que la méditation, en dépit de tous les travaux réalisés à ce jour, soit toujours une option proposée uniquement lorsque le sujet est arrivé au dernier stade de la maladie.

Les traitements médicamenteux n'améliorant aucunement son état, Lisa Wolfe sombra lentement dans la maladie d'Alzheimer alors qu'un traitement alternatif, une approche méditative, aurait pu – si nous l'avions su à l'époque – renverser la situation.

C'est alors qu'une question peut-être saugrenue m'est venue à l'esprit : pouvons-nous *proposer* la méditation comme mesure préventive contre la maladie d'Alzheimer ?

CHAPITRE 1

La maladie d'Alzheimer : pourquoi il reste encore fort à faire

La reconnaissance est la mémoire du cœur.
Jean-Baptiste Massieu

Trois dames vivaient dans une somptueuse suite d'une maison pour séniors située face à l'océan. Elles s'étaient rapprochées plus par obligation que par choix. Terry Behman parlait peu. Son visage grave en disait plus long que les rares mots qu'elle prononçait. Margaret Mitchel était certes plus loquace mais fusillait du regard ses interlocuteurs. Lucy Adams, quant à elle, était à l'affût de tout. Elle se précipitait pour ramasser une cuillère tombée par terre ou nettoyer un doigt sale ; la moindre goutte d'eau renversée attirait son regard. Aussi différentes soient-elles, les trois dames avaient une chose en commun : toutes trois souffraient de la maladie d'Alzheimer. Ce qui prédominait était une convergence d'esprits inhabituelle. Seul ce qui était important comptait, les détails étaient superflus.

En apprenant l'histoire de chacune de ces trois femmes, vous serez étonné de découvrir le poids du passé sur le présent. Terry aujourd'hui à la retraite, était professeure dans un lycée. Elle avait géré sa classe comme elle avait géré son foyer, avec dynamisme, assurance, bienveillance et détermination. Margaret a, quant à elle, été l'une des premières femmes pilotes des États-Unis. Toute sa vie, Lucy a été infirmière. Or si aujourd'hui elles n'avaient plus toute leur tête, les femmes qu'elles étaient devenues portaient l'empreinte des choix qu'elles avaient faits autrefois : la retenue de Terry, les yeux perçants de Margaret et l'indéfectible besoin d'aimer et de prendre soin des autres de Lucy.

Une maladie aléatoire et incertaine

Ces trois exemples mettent en évidence la nature même de la maladie d'Alzheimer : aléatoire et incertaine. Ce qu'elle ronge et ce qu'elle épargne dans le cerveau semble totalement laissé à la discrétion de ses caprices. Même si nous tentons de formaliser la férocité avec laquelle elle attaque, et si nous élaborons des schémas et des modèles, nous tombons toujours sur une variante imprévue.

En dépit d'énormes mais vains efforts pour goûter le miel du succès, les chercheurs ont brisé les ruches les unes après les autres. Face à eux demeure une maladie violente et destructrice.

Pour mieux comprendre les stratégies illimitées que les chercheurs ont mises en place pour traquer ce prédateur insaisissable, je vais vous parler du département de psychologie de l'université de Washington à St. Louis.

Au cours d'une étude longitudinale, les chercheurs ont voulu en savoir plus sur les changements de personnalité. Pour ce faire, ils ont utilisé une échelle d'évaluation de la démence appelée « Échelle de Blessed ». Le diagnostic clinique d'une démence fut posé pour soixante-huit des cent huit participants, la maladie étant apparue après le début de l'étude. Aucune démence ne fut cliniquement diagnostiquée chez les quarante individus restants, qui décédèrent au cours de l'étude. Or les autopsies pratiquées permirent, pour quatorze d'entre eux, de poser un diagnostic neuropathologique de la maladie d'Alzheimer. Les changements de personnalité des sujets furent mesurés selon les huit items de l'Échelle de Blessed : tendance à la rigidité mentale, tendance à l'égocentrisme, perte d'intérêt ou de sentiments envers autrui, troubles de l'affect, déficit de perception des émotions et réactions inappropriées, apathie de plus en plus marquée et hyperactivité sans fondement.

Les résultats ont montré que 47 % des personnes qui ont développé la maladie après avoir rejoint l'étude, présentaient des troubles de la personnalité bien avant que la démence soit cliniquement diagnostiquée – une différence notoire par rapport aux sujets non déments qui, eux, n'ont pratiquement pas vu leur personnalité changer. Parmi les changements observés, une tendance à l'apathie et à l'égocentrisme, un émoussement des émotions et une rigidité mentale de plus en plus marquée.

Ces résultats ont immédiatement soulevé deux questions : les changements de personnalité peuvent-ils être utilisés par les médecins comme un marqueur clinique de l'apparition imminente de la maladie d'Alzheimer ? L'apathie et la nonchalance sont-elles les premiers signes d'un esprit en déroute ?

Si oui, comment expliquer que Lucy soit toujours une femme attentionnée et prévenante en dépit d'un stade avancé de la maladie ? Comment se fait-il que la personnalité de Margaret, restée inchangée, s'exprime à travers son regard et que Terry soit toujours sur la retenue au niveau émotionnel ? Ces trois exemples sont-ils des exceptions à la règle ou sont-ils la preuve que nous avons encore fort à faire dans ce domaine ?

Nous avons ouvert une boîte de Pandore. Nombre de théories et d'hypothèses reposant sur des études longitudinales de faible ampleur avec peu de valeur statistique affluent de toutes parts. Dans cet imbroglio, certains faits ne sont aucunement remis en question : Alzheimer est une maladie implacable dont les manifestations varient, qui peut évoluer lentement et progressivement ou, au contraire, rapidement et brusquement.

Étudiante brillantissime, le Dr Bharati Sharma quitta son Inde natale pour l'Angleterre à une époque où les femmes médecins étaient peu nombreuses, voire très rares. Membre du Royal College of Obstetrics and Gynecology, elle travailla avec brio au Queen Charlotte Hospital et au King's Hospital de Londres avant de repartir dans son pays d'origine où elle devint directrice d'un prestigieux institut de médecine.

Malgré un excellent parcours universitaire, le Dr Sharma ne pouvait imaginer qu'un jour son esprit sombrerait dans la démence et plus précisément la maladie d'Alzheimer, réduisant à néant un esprit qui se vantait d'avoir la capacité de prendre soin des mères et des enfants en détresse.

C'est à travers une simple lettre que la maladie s'annonça. Dans un courrier adressé à son mari, elle commença par le traditionnel *Mon cher époux,* mais alors qu'elle rédigeait la lettre, soudainement et sans le moindre signe avant-coureur, elle perdit le fil conducteur et, après un ou deux paragraphes, elle s'arrêta net et termina sa missive par *Bien affectueusement, ta sœur.* Une maladie fulgurante qui, en quelques lignes, fit basculer jusqu'à l'identité de cette femme brillantissime. Aucun retour en arrière n'était envisageable. D'un coup, le Dr Sharma passait du statut de médecin à celui de patiente. Pendant les vingt années à venir, elle allait être prise en charge. Elle oublia tout hormis certains gestes. Par exemple, avant de passer à table, elle se lavait soigneusement les mains comme le font les chirurgiens avant une intervention. Des gestes douloureux, car ils rappelaient qu'un jour le Dr Sharma fut un grand médecin.

Des symptômes variés

Si aujourd'hui nous avons identifié une multitude de manifestations cliniques associées à la maladie d'Alzheimer, impossible d'anticiper le moment où elles vont apparaître. Telle une bête, la maladie d'Alzheimer est versatile et fantasque. Nous attendons des tests et des études à venir qu'ils nous éclairent sur nombre de points. En dehors de la perte de mémoire qui est au centre de la maladie, le déclin des fonctions exécutives de base est l'une des manifestations les plus courantes. Mais rien n'est gravé dans le marbre et la maladie peut se traduire par des signes insignifiants ou, au contraire, majeurs en passant par un léger manque d'organisation ou une baisse de motivation. Qui plus est, à chaque stade de la maladie, les symptômes varient d'une personne à l'autre. Toutefois, ce qui est sûr, c'est qu'au fur et à mesure que la maladie évolue, les patients ont de plus en plus de mal à exécuter des tâches complexes.

D'autres signes et symptômes peuvent apparaître de manière aléatoire, impitoyable et irréversible.

• **La dyspraxie**, trouble de l'automatisation de certains gestes, apparaît plus tard dans la maladie alors que le sujet souffre depuis longtemps de troubles de la mémoire et du langage. Comment boutonner sa chemise ? Comment utiliser un peigne ? Comment mettre un ventilateur en route ? Comment prendre de la confiture avec une cuillère dans un pot ?

Si une personne en bonne santé peut sans problème exécuter des activités motrices impliquant plusieurs étapes, chez les sujets touchés par la maladie d'Alzheimer, ces facultés diminuent et conduisent à la dépendance, la frustration, la douleur et une vive détresse émotionnelle.

• **Les troubles du sommeil**, quant à eux, apparaissent au tout début du processus d'évolution de la maladie, bien avant que l'esprit ne soit en perdition. La fragmentation du sommeil – s'endormir et se réveiller plusieurs fois durant la nuit – se traduit par des phases prolongées d'éveil nocturne et, inévitablement, une somnolence diurne. Mais attention ! Ne vous méprenez pas, un sommeil perturbé n'est pas toujours le signe annonciateur de la maladie d'Alzheimer. En effet, pratiquement tous facteurs venant perturber la vie, y compris le vieillissement naturel et bienveillant du corps et de l'esprit, peuvent rompre le rythme naturel du sommeil.

• **Les crises convulsives**, comme les troubles du sommeil, sont plus ou moins marquées dans la maladie d'Alzheimer. Entre 9 et 16 % des malades en souffrent, généralement au stade le plus avancé de la maladie.

• Plus étonnante mais demandant à être confirmée, l'**atténuation, voire la perte de l'odorat** – faculté que nous avons de détecter une bonne, une mauvaise odeur ou une puanteur – observées chez certains patients. Dans un article paru en avril 2016 dans la revue *Neuropsychiatric Disease Treatment*, Yong-ming Zou et al. du service de neurologie de l'hôpital Huanhu (Tianjin, République populaire de Chine) ont présenté le résultat de leurs travaux sur la complexité et la subtilité du dysfonctionnement olfactif chez les patients atteints de la maladie d'Alzheimer. Ils ont fait la synthèse de presque toutes les études scientifiques parues sur le sujet et sont arrivés à la conclusion que l'atténuation ou la perte de l'odorat peut apparaître au tout premier stade de la maladie.

Depuis 1974, soit pendant plus de quarante ans, des recherches approfondies ont tenté de faire du dysfonctionnement olfactif l'un des tout premiers marqueurs cliniques de la maladie. La sensibilité, soit la proportion des vrais positifs[3] parmi les malades, s'est révélée particulièrement importante puisqu'avoisinant 100 % des sujets souffrant de la maladie d'Alzheimer. Comme avec nombre de ces biomarqueurs, la spécificité, soit la proportion des vrais négatifs[4] chez les sujets non malades, était quant à elle faible. Autrement dit, même parmi une population en bonne santé, les chercheurs ont observé un dysfonctionnement olfactif.

Dans une étude transversale en population générale de grande ampleur, publiée dans la revue scientifique *Journal of the American Medical Association (JAMA)*, des chercheurs de la faculté de médecine de l'université d'État de San Diego et de l'université de Californie ont montré que la prévalence d'un dysfonctionnement olfactif augmentait avec l'âge. Statistiquement parlant, chez les personnes ayant entre 80 et 97 ans, la prévalence était de 62,5 %.

3. La sensibilité est la probabilité qu'un test réalisé sur une personne malade soit positif.

4. La spécificité est la probabilité qu'un test réalisé sur une personne saine soit négatif.

• Mais ce qui pose le plus problème dans la maladie d'Alzheimer est lié à ce que l'on appelle **anosognosie** dans le jargon médical. Ce symptôme courant, plus ou moins marqué selon le sujet, qui consiste, pour préserver sa propre dignité, à minimiser le déclin de ses facultés en inventant des explications ou en donnant des alibis est le comportement le plus pathétique qui soit dans cette maladie. Bien évidemment, c'est presque toujours la personne sur laquelle le malade s'appuie le plus, généralement un membre de la famille, qui s'aperçoit en premier du déclin cognitif. Mais une fois encore, comme pour les fonctions exécutives, l'absence de conscience des troubles n'est pas toujours liée à la maladie et les conséquences des différentes manifestations vont bien au-delà de la maladie elle-même. Les personnes qui essaient tant bien que mal de cacher leurs déficits sombrent généralement dans la dépression. En revanche, l'anosognosie génère invariablement des troubles du comportement se manifestant sous différentes formes : agitation, agressivité, divagations, psychoses hallucinatoires et/ou paranoïaques et – dans le pire des cas – incapacité à reconnaître les visages.

La situation est d'autant plus complexe que l'on sait pertinemment que le processus physiologique naturel lié au vieillissement peut se traduire par ces troubles du comportement. L'un de mes collègues, le Dr Rajkumar Singh, psychiatre et chercheur expérimenté, a attiré mon attention sur une étude à laquelle il a participé et qu'il a présentée lors de la 143e conférence annuelle de l'Association américaine de psychiatrie qui s'est tenue à New York il y a quelques années.

Cette étude a porté sur deux groupes d'individus avec, d'une part, quarante-cinq sujets entre 19 et 35 ans, en bonne santé physique et mentale et, d'autre part, quarante-cinq personnes, également en bonne santé physique et mentale mais âgées de 60 à 75 ans.

Chaque personne a dû apprendre une liste de mots et auto-évaluer son état affectif, l'objectif étant d'observer la corrélation entre les états émotionnels et l'exécution d'une tâche impliquant la mémoire. À la lecture des résultats, le Dr Singh et ses collègues ont noté chez les individus les plus âgés une forte corrélation entre une faible mémorisation des mots et des émotions négatives exacerbées. De plus, chez les sujets âgés, plus fortes étaient les émotions négatives, moins la mémoire était bonne.

• Du point de vue émotionnel, l'incapacité à reconnaître les visages (ou **prosopagnosie** dans le jargon médical) est le pire diagnostic qui soit, dans la mesure où il se traduit par une rupture relationnelle. Nul n'est épargné, que ce soit le malade, les aidants ou tous les membres de la famille.

En vingt-cinq ans de carrière, je n'ai jamais connu une aidante aussi dévouée que Laura. John, le mari de Laura, a été admis dans notre centre de soins une fois que furent posés et confirmé le diagnostic de la maladie d'Alzheimer et nombre de troubles associés (ou comorbidité dans le jargon médical), comme une maladie des artères coronaires, une hypertension artérielle et un diabète à l'origine d'une grave maladie artérielle périphérique (MAP) qui nécessita l'amputation des deux jambes au niveau du genou. En dépit de tous ces maux, John était un patient hors paire. Rien n'entachait sa jovialité, ni ses pertes de mémoire, ni l'amputation de ses deux jambes. Il réfuta et défia toutes les lois de la maladie d'Alzheimer – sauf une, comme j'allais le découvrir plus tard – avec quelques rares symptômes comportementaux et psychologiques.

Plusieurs fois, je reçus John en consultation en présence de Laura. Au fil du temps, je notai des divergences indéniables entre ce que le mari et la femme me racontaient sur leur vie passée. John affirmait que Laura adorait Vivaldi et Chopin ; or quand j'interrogeais en privé Laura, je m'aperçus qu'elle ignorait tout de ces deux compositeurs. John aimait parler des accessoires que portait Laura lorsqu'elle était jeune qui, selon lui, étaient toujours de couleur bleue y compris le pourtour de ses lunettes. Laura ne se souvenait pas aussi précisément de tous ces détails. John énumérait tous les pays qu'ils avaient visités, alors que Laura disait avoir une peur terrible de l'avion et des sommets.

Je fis part de mes inquiétudes à Laura en lui expliquant que, tant sur le plan juridique que médical, je devais respecter une procédure et qu'il me serait difficile d'entreprendre des séances de thérapie comportementale et de biofeedback si elle et son mari me relataient des faits aussi dissemblables. Je lui précisai que je serais peut-être amené à impliquer un tiers afin de m'aider à y voir plus clair dans leur relation. Si notre entretien ne ressembla en rien à un interrogatoire, j'affichai une certaine détermination et Laura finit par craquer. L'histoire qu'elle me raconta était pour le moins déchirante mais reflétait parfaitement les dommages que peut causer la maladie d'Alzheimer sur le plan de la personnalité.

En fait Laura n'était pas Laura. La femme qui se tenait devant moi était Martha, la seconde épouse de John. La première femme de John – la vraie Laura – était décédée soudainement d'une arythmie cardiaque. Dans les années qui suivirent, Martha s'occupa de John, très éploré. Ils se marièrent et vécurent heureux jusqu'au jour où, lentement mais sûrement, la maladie d'Alzheimer envahit le cerveau de John.

S'il n'y avait aucun doute quant à la perte de mémoire, la prosopagnosie devint bientôt le symptôme le plus prononcé. Avec une mémoire à long terme intacte, John commença à prendre Martha pour Laura. Dans certaines situations extrêmes, il remettait en question le comportement et l'apparence de Martha, qui ne correspondait pas à l'image qu'il avait gardée de Laura. Martha avait fait tout son possible pour lutter contre cette situation traumatisante jusqu'à ce qu'elle n'en puisse plus et, comble de la perversité, *devienne* Laura. Il me fallut faire preuve de beaucoup de pédagogie pour convaincre Martha qu'en se faisant passer pour Laura, d'une part, elle confortait John dans sa démence et, d'autre part, elle se détruisait.

Le problème des aidants

L'histoire de Martha nous met face à une dure réalité, à savoir le *burn-out* des aidants.

Haidi Behman a toujours compté parmi les plus brillants neurologues de notre institut. Haidi s'est toujours enorgueillie d'être une spécialiste de l'épilepsie. Au fil du temps, cette maladie est devenue pour elle une véritable passion. Et si Haidi mettait tout en œuvre pour la soigner, elle avait aussi à cœur de transmettre son savoir à ses étudiants.

Il y a une dizaine d'années, Haidi fut confrontée à un dilemme lorsqu'elle trouva sa mère, Terry, dans la cuisine, incapable de faire la distinction entre une mijoteuse et un cuiseur à riz, deux ustensiles dont elle se servait depuis toujours. Haidi comprit immédiatement que quelque chose de terrible était en train de se passer. Je vous laisse imaginer la suite : test de Folstein et traitement par mémantine, un médicament connu pour atténuer les symptômes de la maladie d'Alzheimer, largement commercialisé. La mémantine n'eut aucun effet sur Terry. Toutefois, si son état psychique ne s'améliora pas, il n'empira pas non plus, mais resta stationnaire. À la mort de son mari, Terry s'enferma dans un profond mutisme, expression symptomatique d'une dépression ou d'une aggravation de la démence.

Du jour au lendemain, Haidi passa du statut de neurologue à celui d'aidante, du statut de médecin qui savait ce qu'est physiologiquement une maladie à celui d'une fille qui souffrait de la douleur infligée par elle. Le chemin fut long et dur, pour la mère comme pour la fille, avec des enjeux de plus en plus importants au fur et à mesure que la situation évoluait. Terry était totalement dépendante de la neurologue. On devait la nourrir, l'installer sur une chaise longue et la changer quand elle s'était souillée.

Le plus terrible avec la maladie d'Alzheimer, c'est que, en un rien de temps, elle transforme une famille qui ne vit plus que dans le chagrin et la souffrance. Ce constat justifierait-il que l'on considère la démence et la dépression comme des *maladies infectieuses* ?

Des chercheurs du département psychiatrique et épidémiologique de l'université de Pittsburgh ont pris cette question au pied de la lettre. Ils ont mené des études transversales et longitudinales sur 1 222 sujets atteints de démence et leurs aidants afin d'évaluer la souffrance des patients déments, la dépression des aidants et le recours aux antidépresseurs. Connues sous le nom de programme REACH (*Ressources for Enhancing Alzheimer's Caregiver Health*), ces études multisites se sont appuyées sur des interventions psychosociales permettant d'évaluer les difficultés rencontrées et leur impact émotionnel sur les proches des malades atteints de démence qui vivent et s'occupent d'eux au quotidien.

Les résultats furent stupéfiants. Mais avant de nous intéresser aux chiffres, posons-nous trois questions :

Comment mesure-t-on la souffrance ?

La souffrance est-elle relative ?

La souffrance est-elle exclusivement une affaire personnelle ?

Combien de fois avons-nous les uns et les autres été confrontés à des personnes qui font une montagne d'un petit rien alors que d'autres restent stoïques et d'un calme olympien face à des difficultés insurmontables, voire, plus étonnant encore, affichent un visage radieux dans les pires situations ?

Des chercheurs affirment qu'il existe des manifestations de souffrance universelles que l'on peut mesurer et ce, en dépit des différences propres à chacun. Des symptômes physiques – douleur chronique ou aiguë, nausée, difficultés à respirer – ou psychologiques – dépression et anxiété. Sur le plan holistique, l'harmonie intérieure, le sens que l'on donne à sa vie et le but que l'on veut atteindre, sont autant de facteurs tangibles que l'on peut mesurer.

Pour leur étude, les chercheurs ont utilisé l'échelle d'évaluation globale de la dépression *Revised Memory and Behavior Problems Checklist (RMBPC)*. Parmi les questions posées aux aidants : « Au cours de la semaine passée, le patient… vous a-t-il semblé triste ou déprimé ? A-t-il exprimé du désespoir ou de la tristesse quant au futur ? Vous a-t-il dit qu'il se sentait inutile ou en situation d'échec ? » Etc.

Les principaux traits de caractère des aidants et des patients ont été définis en s'appuyant sur neuf critères de l'échelle RMBPC, trois d'entre eux permettant d'évaluer une détresse émotionnelle (angoisse, tristesse et pleurs) et six permettant de mesurer une détresse existentielle (sensation d'être inutile, de se sentir en situation d'échec, d'être sans espoir, de se sentir seul, de parler de la mort, d'être une menace pour soi-même).

Les chercheurs avaient pour objectifs non seulement de mesurer le degré de détresse émotionnelle exprimée par le patient ou l'aidant, mais aussi de déterminer s'il existe une relation de cause à effet directe entre la souffrance du patient et le bien-être de l'aidant. Les conclusions de l'étude furent à la fois capitales et dérangeantes. Comme l'avaient montré les études transversales, plus le patient souffrait, plus les répercussions sur l'aidant étaient fortes, avec pour conséquences une dépression, une anxiété et une immense détresse émotionnelle.

Pire encore, plus l'aidant passait de temps auprès du patient, plus il sombrait dans la dépression. Dans la même logique, les aidants, qui se sentaient totalement impuissants face à la personne qu'ils chérissaient et qui inéluctablement s'enfonçait dans la souffrance, étaient les plus désespérés et les plus déprimés, éprouvant tour à tour de la culpabilité et un sentiment d'impuissance auxquels venait s'ajouter un véritable traumatisme émotionnel.

Suite à ce constat, plusieurs questions se sont alors posées : *avons-nous une compréhension et une connaissance suffisantes de la relation réciproque patient/aidant ? Comment briser ce cercle souffrance patient/souffrance aidant ? Quelle branche de la médecine est la plus appropriée pour traiter cette maladie infectieuse atypique dont le virus est infiniment plus subtil et vicieux que n'importe quels autres virus ou bactéries ?*

Autrement dit, qui prend soin des aidants ?

Le lien patient-soignant

Dans la médecine d'aujourd'hui, l'un des points noirs est le manque de temps. L'imbroglio technologique, les procédures administratives et la réglementation qui pèsent aujourd'hui sur le monde médical demandent beaucoup d'énergie et augmentent considérablement le temps que les médecins et le personnel soignant dans son ensemble doivent passer – au détriment du temps qu'ils pourraient consacrer à leurs patients – a disséquer des dossiers assis derrière des écrans.

Le *Raritan Bay Medical Center* où je travaille fournit systématiquement à ses patients une fiche sur laquelle sont stipulés les engagements de tout le personnel vis-à-vis des malades. Moins de 1 % des lettres de remerciements que nous adressent les patients louent le travail des médecins, ce qui, en soi, n'a rien d'étonnant. Le personnel administratif est cité, les infirmiers(ères) sont glorifiés, les travailleurs sociaux sont honorés, alors que très rares sont les médecins remerciés, un constat d'autant plus alarmant que ce sont eux qui diagnostiquent les pathologies, traitent les demandes et donnent le feu vert pour les sorties avec les traitements adéquats.

J'ai demandé à William Distanislao, vice-président des services généraux, accueil et soins aux patients, où nous péchions. Sa réponse a été des plus explicites : « Les patients ne se souviennent tout simplement pas que leur médecin leur a consacré du temps. »

C'est en lisant la fiche rédigée dans le but d'améliorer l'expérience vécue par les patients que j'ai compris d'où venait cette non-reconnaissance. La fiche comprenait vingt-deux catégories en passant par l'accueil, le confort et la propreté, mais aussi la compétence et l'amabilité du personnel. Aucune question quant à la manière dont les médecins étaient sensibles aux besoins exprimés par leurs patients ou agissaient pour mettre à l'aise les personnes qu'ils recevaient en consultation. Rien sur la clarté ou, au contraire, le flou des explications données aux malades, soit autant de manquements regrettables mais justifiés, vu la mauvaise qualité des relations patient/soignant observée aujourd'hui.

The Accreditation Council for Graduate Medical Education (ACGME), association américaine à but non lucratif qui évalue et accrédite plus de 9 000 pratiques hospitalières en prenant en compte plus de 135 spécialités et sous-spécialités, a défini des programmes de formation destinés aux futurs médecins. Si vous allez sur leur site (en anglais), vous verrez qu'en 2002, l'ACGME a lancé un programme appelé *Outcome Project* à l'attention des internes en médecine, qui permet de mettre en évidence six domaines de compétences devant impérativement être inclus dans l'enseignement universitaire : les soins prodigués au patient, les connaissances médicales, la mise en pratique et l'approfondissement des connaissances, les aptitudes à gérer une relation avec le patient et à communiquer, le professionnalisme et la maîtrise de l'outil informatique.

Or l'association a, à mon sens, omis un point essentiel : pourquoi seuls les étudiants et non les médecins en poste sont-ils concernés par ces six domaines ?

L'*American Board of Internal Medicine* (ABIM) est l'organisme chargé de réévaluer les compétences des médecins en activité. Tous les dix ans, tous les médecins doivent passer un examen afin de pouvoir continuer à exercer. Or l'évaluation ne porte que sur les connaissances médicales, les cinq autres points définis par l'ACGME, notamment le professionnalisme et la communication, étant totalement laissés-pour-compte. Qui plus est, il n'existe aucun atelier ou programme permettant de travailler sur ces points alors que le besoin est réel.

L'histoire de Richard Benedict en dit long sur les relations patient/soignant. Richard souffrait de vives douleurs au niveau du rachis lombaire. Alors que la radiographie n'avait rien montré de particulier, une IRM révéla une sténose rachidienne très prononcée. Après lui avoir présenté les différentes options thérapeutiques avec ou sans intervention chirurgicale qui s'offraient à lui, j'ai adressé Richard à un neurochirurgien afin d'avoir un second avis. Lorsque Richard est revenu me voir, je ne pus que constater son air sinistre.

« Que se passe-t-il, Richard ?

— Vous m'avez adressé à la mauvaise personne.

— Ah bon ? Vous n'avez pas apprécié le neurochirurgien que je vous ai recommandé ?

— Alors là, non. »

Je ne l'ai pas questionné davantage, trop occupé à lire le compte rendu particulièrement détaillé rédigé par mon confrère. Rien à redire sur l'examen médical, le diagnostic et le traitement envisagé.

« À la lecture du compte rendu, j'ai l'impression qu'il a plutôt fait du bon travail.

— Vous l'avez dit, Docteur, répondit Richard. Je ne doute pas que son compte rendu soit détaillé car, pendant toute la consultation, il a passé son temps à taper sur le clavier de son ordinateur. C'est tout juste s'il s'est levé de sa chaise. »

Le dossier médical électronique partagé, les systèmes informatiques visant à éviter les interactions médicamenteuses et autres logiciels utilisés pour les prescriptions ont remplacé le papier et le stylo, le premier objectif étant d'éradiquer tout risque d'erreur dû à une écriture illisible et la mauvaise transcription d'une consigne médicale. De merveilleuses avancées technologiques dont on ne peut que se réjouir, même si le revers de la médaille est que les mots qui se voulaient chaleureux et rassurants ont laissé place à des phrases dictées d'une voix monocorde avec des conséquences fort regrettables tant sur le plan scientifique que sur l'art d'exercer la médecine, ce qu'illustre parfaitement l'exemple ci-dessous.

Lorsque Jennifer Walker est entrée dans mon cabinet accompagnée de sa fille, toute mon attention s'est portée sur la vieille dame. Sa visite n'avait rien de surprenant car, comme me l'avait expliqué Pam, mon assistante, la famille Walker venait d'emménager en ville et Jennifer devait trouver un médecin. Depuis de longues années, elle souffrait de la maladie d'Alzheimer et elle était sous Donépézil. Elle était également traitée pour de l'hypertension artérielle et du diabète.

Jennifer avait une queue-de-cheval bien tirée. Elle portait une robe aux couleurs vives et des chaussures d'un blanc éclatant. Elle parlait peu, laissant sa fille me donner toutes les informations quant à son état de santé et sa vie en général. Cette dernière parlait plutôt doucement, d'une voix presque monocorde et ennuyeuse, faisant traîner un mot avant de prononcer le suivant. J'examinai Jennifer et ne notai rien d'extraordinaire. De temps à autre, elle souriait, mais plus comme par habitude que pour exprimer un sentiment de bonheur. Comme on pouvait s'y attendre, elle obtint un faible score au test de Folstein. La fille de Jennifer me dit que, dans un premier temps, elle avait trouvé que le Donépézil avait relativement amélioré les facultés cognitives de sa mère mais qu'aujourd'hui, il n'avait plus aucun effet bénéfique. Incapable de reconnaître qui que ce soit, de se souvenir de quoi que ce soit, Jennifer ne prenait plus aucune initiative et était dépourvue de toute volonté ou énergie. Jennifer avait 83 ans et elle était dans cet état depuis dix ans. Je renouvelai son traitement et prescrivis des analyses de sang. J'étais perturbé car je ne voyais absolument pas comment j'allais pouvoir améliorer son état. En effet, je savais pertinemment que les traitements médicamenteux ne seraient pas d'une grande aide.

Cinq jours plus tard, alors que j'arrivais à l'institut, Pam m'interpella.

« Docteur, vous vous souvenez de Jennifer Walker ? Vous savez, la vieille dame Alzheimer ?

— Oui, pourquoi ?

— Et vous vous souvenez aussi de sa fille ?

— Vaguement.

— Vous saviez qu'elle est soignée pour une très grosse dépression ?

— Non, je l'ignorais. »

D'un seul coup, je revis toute la scène. Alors que Jennifer était tirée à quatre épingles, sa fille était mal fagotée.

Contrairement à sa mère qui était restée silencieuse, elle s'était certes exprimée, mais avec difficulté, comme si les mots avaient du mal à sortir. Son désir de venir en aide à sa mère était peut-être si fort qu'elle avait été dépassée et avait progressivement sombré dans la dépression. Or mon attention s'était tellement focalisée sur Jennifer que j'étais complètement passé à côté de la souffrance de sa fille. Je ne me souvenais même plus de son prénom.

Tu n'as rien fait de mal. Tu as été professionnel sur toute la longueur. Tu t'es occupé de ta patiente. Tels furent les mots de mes collègues lorsque je leur exposai les faits. Je savais qu'ils disaient vrai et qu'ils étaient sincères, mais je savais aussi où j'avais péché. Aujourd'hui, la mentalité des médecins a radicalement changé, que ce soit dû à un manque d'objectivité, un parti pris, une totale inertie – peu importe – c'est la réalité. Et ce dans tous les domaines, que ce soit la médecine générale ou n'importe quelle spécialisation, que l'on soit médecin de famille ou interniste, le praticien se focalise sur sa discipline et la pathologie du malade sans regarder autour.

L'étendue de notre ignorance

Le Dr Bruce Lee souligne le rôle capital des internistes dans un article intitulé « Le rôle des internistes lors d'une épidémie, une contagion ou une attaque bioterroriste ». Pour ce professeur de l'école de Santé publique de Bloomberg à l'université Johns-Hopkins, les internistes avec leur savoir, leur expérience et leurs compétences dans le domaine médical ne sont bons qu'à diagnostiquer et traiter les problèmes de santé auxquels ils sont susceptibles d'être un jour confrontés.

J'ai bien dit *auxquels ils sont susceptibles d'être un jour confrontés*. Et c'est là où le bât blesse. Plusieurs milliards de dollars ont été consacrés à la maladie d'Alzheimer pour le diagnostic et la recherche thérapeutique mais, à ce jour, les connaissances quant à ce qui *précède* la maladie sont nulles. C'est le néant. Autrement dit, les tout premiers signes de la maladie, sa progression silencieuse et insidieuse – ce que l'on pourrait appeler le calme avant la tempête – ont totalement été laissés de côté.

La culpabilité nous pousse à nous poser nombre de questions : *Peut-on détecter la maladie d'Alzheimer avant qu'elle ne frappe ? Peut-on détruire dans l'œuf ce parasite invasif qui envahit le cerveau ? Y a-t-il un stade où il est encore possible d'arrêter la maladie avant qu'elle ne s'intensifie et ne puisse plus être arrêtée ?*

À l'ère des slogans, des formules consacrées et des mèmes[5] Internet, aucun mot, aucune expression ne suscitent plus d'attention, ne séduisent plus, voire n'obsèdent plus que le terme *trouble cognitif léger (TCL).* Le mystère de plus en plus profond d'une maladie qui ne cesse de se manifester a fait du TCL un terme qui nous est familier. Le TCL est hétéroclite en termes de présentation clinique, étiologie, pronostic et prévalence. Il se situe quelque part entre le déclin cognitif lié au vieillissement et la démence, ce qui explique pourquoi il est souvent difficile de faire la part des choses entre le déclin physiologique dû à l'âge et les signes annonciateurs d'une démence.

Mais ce n'est pas tout. La manifestation de ce trouble dans la vie quotidienne variant totalement d'un individu à l'autre, il est impératif de faire une expertise clinique pointue qui ne peut – et ne devrait pas – reposer uniquement sur un test psychométrique, d'où le rôle majeur des internistes, des médecins de famille et autres soignants qui sont en première ligne dès lors que la maladie apparaît. Pour le patient susceptible de développer la maladie d'Alzheimer, cette expertise clinique est primordiale car, dans la majorité des cas, il passe entre les mains de psychiatres, de gériatres et de neurologues.

5. Un même Internet est un élément repris massivement sur Internet.

Les deux formes de TCL

En dépit des difficultés auxquelles nous sommes confrontés, nous sommes arrivés à définir deux types de TCL, à savoir la forme amnésique (ou mnésique) et la forme non-amnésique (ou non-mnésique).

Précurseur de la maladie d'Alzheimer, le **déclin cognitif léger amnésique** est la forme de TCL la plus fréquente, touchant deux fois plus de personnes que la forme non-amnésique. Comme vous pouvez l'imaginer, la forme amnésique est subdivisée en sous-classes, selon qu'elle touche un domaine cognitif unique ou des domaines cognitifs multiples. Il est donc important de différencier tous les éléments afin de mieux comprendre ce qui est dû au processus naturel du vieillissement et ce qui est dû à la maladie.

Par définition, le TCL amnésique est diagnostiqué chez les individus présentant des troubles de la mémoire significatifs sans aucun autre critère de démence, ce qui correspond plus ou moins au tableau ci-dessous :

- Trouble de la mémoire (difficultés à retrouver un mot familier, le nom d'une personne ou d'un organisme). Le trouble est peu marqué, voire presque anodin, à un point tel que la personne concernée ne se rend pas compte de ces pertes de mémoire. Dans la plupart des cas, les trous de mémoire – comme on les appelle – sont confirmés par l'entourage.
- Troubles de la mémoire objectifs (où l'âge et l'éducation entrent en ligne de compte).
- Préservation globale des fonctions exécutives (les fonctions cognitives et comportementales sont intactes).
- Aucune altération de la capacité à exécuter des activités de la vie quotidienne (la personne peut toujours conduire, se nourrir et faire sa toilette).
- Absence de démence (la meilleure nouvelle qui soit !).

Contrairement au trouble lié à un domaine cognitif unique, le trouble lié à des domaines cognitifs multiples relève des déficits légers. Une fois que l'on a dit cela, il faut savoir que, chez les personnes qui en souffrent, les répercussions sur les fonctions cognitives et les activités du quotidien sont de plus en plus marquées, avec un risque accru de voir se déclarer la maladie d'Alzheimer.

Dans la littérature scientifique, on peut toutefois lire qu'un nombre important de personnes souffrant d'un trouble lié à des domaines cognitifs multiples ne développeront jamais la maladie d'Alzheimer, voire retrouveront au fil du temps un mode de fonctionnement normal, d'où une certaine controverse et perplexité.

Objectivement, c'est une bonne nouvelle. Subjectivement, c'est une terrible nouvelle car cela signifie que nous n'avons aucune emprise sur le développement de la maladie d'Alzheimer. Nous pouvons comprendre les différents stades pour passer d'un trouble cognitif léger à la maladie d'Alzheimer, mais avoir un type de déclin cognitif léger qui ne deviendra pas, un jour ou l'autre, une maladie d'Alzheimer met à mal toutes les tentatives significatives pouvant servir de point de départ pour des études comparatives.

> Pour faire simple, mener une étude longitudinale nécessite d'avoir une plate-forme uniforme. Imaginons que nous souhaitions mener une étude comparative entre la méditation et un médicament approuvé par la Food and Drug Administration. Les patients avec un déclin cognitif léger seraient les candidats parfaits pour commencer l'étude. Au final, nous pourrions avoir trois groupes distincts : les patients chez lesquels le TCL a évolué en maladie d'Alzheimer (groupe A) ; les patients qui souffrent toujours d'un déclin cognitif léger (groupe B) ; les patients qui ne présentent plus aucun trouble cognitif léger (groupe C).
>
> Or dès le départ nous sommes confrontés à un problème. Si l'étude inclut des individus qui, sur le plan physiologique, ne voient pas leur TCL évoluer en maladie d'Alzheimer et si aucun moyen de diagnostic ne nous permet de les identifier, nous serons incapables de dire qui a réellement bénéficié

des bienfaits de la méditation ou du médicament. En d'autres termes, statistiquement parlant, il nous sera impossible de dire si la méditation est mieux que le médicament ou vice versa, car nous aurons également un groupe de personnes qui ne développera jamais la maladie d'Alzheimer. Dans nos études, nous devons absolument tenir compte de ce paramètre, une difficulté de plus pour vaincre la maladie.
Heureusement – si l'on peut dire – pour nous, jusqu'à preuve du contraire, les sujets qui ne développeront pas la maladie d'Alzheimer sont peu nombreux et pour le moment nous pouvons continuer à avancer dans nos recherches.

Comme nous l'avons vu, il existe aussi des **troubles cognitifs légers non-amnésiques** avec comme première manifestation non pas une perte de mémoire mais de grandes difficultés à trouver un mot ou résoudre un problème, voire une altération du raisonnement et du jugement.

Pour essayer de nous y retrouver, nous pouvons nous référer à la définition de la maladie d'Alzheimer donnée par l'Institut américain du vieillissement et l'Association américaine Alzheimer, la démence de type Alzheimer étant présentée comme un syndrome dont les caractéristiques sont les suivantes :

- Apparition lente et progressive.
- Aggravation progressive.
- Déclin des fonctions exécutives quotidiennes.
- Difficulté à exécuter des tâches au travail et à faire des activités inhabituelles.
- Difficulté à mémoriser de nouvelles informations, à raisonner et exécuter des tâches complexes, à se repérer dans le temps et l'espace ; changements de personnalité et de comportement.
- Troubles mnésiques (apprendre et retenir une information nouvellement acquise).
- Troubles non-mnésiques liés au langage (difficulté à trouver un mot), se repérer dans l'espace et à effectuer des tâches comme nous l'avons vu précédemment.

Si l'on se réfère à ces caractéristiques, qu'entend-on par « maladie d'Alzheimer *atypique* » ? Tout et rien, toutes les permutations et combinaisons étant possibles. Une maladie qui se déclare tout d'un coup et qui, inexorablement, évolue ou au contraire ne progresse pas. Pire encore, un ensemble de causes multiples autres que la démence, comme la maladie à corps de Lewy également appelée démence à corps de Lewy. Cette maladie se manifeste par des hallucinations entre autres visuelles et auditives et doit son nom à Frederick H. Lewy, neurologue allemand qui, au début des années 1900, découvrit la présence d'agglomérats anormaux de protéines au sein des cellules nerveuses alors qu'il travaillait dans le laboratoire du Dr Aloïs Alzheimer – la démence de type Parkinson et autres troubles et maladies (*comorbidité* dans le jargon médical) affectant le domaine cognitif.

L'histoire de Mario Pedro

Elle illustre parfaitement comment des déficiences cognitives peuvent être un tourment, voire une véritable torture. Âgé de 68 ans et sans domicile fixe, Mario, qui errait dans une rue de Perth Amboy dans le New Jersey, fut amené dans notre institut. Manifestement, Mario souffrait de troubles mentaux. Sale, les cheveux en bataille, débraillé, il présentait toutes les caractéristiques d'un homme qui vivait dans la rue depuis déjà un bon moment. Il sentait l'alcool et tremblait. Il s'exprimait avec difficulté et son accent nous fit dire qu'il était d'origine latino, ce que semblait confirmer son prénom.

Le diagnostic sautait aux yeux : altération des facultés mentales due à une consommation excessive d'alcool. Sans plus attendre, nous avons décidé de lui faire suivre le protocole de sevrage, traitement habituel pour prévenir toutes les réactions dues à l'arrêt de la consommation de boissons alcoolisées, à base d'acide folique, de librium et de thiamine. Étonnamment, vu l'état de notre patient, son taux d'alcool dans le sang était de 10 mg/l, ce qui n'était pas excessivement élevé.

Deux jours après le début du traitement, les tremblements de Mario avaient disparu et son élocution était plus claire. Mario avait pris un bain et on lui avait donné des vêtements propres. Lorsque je le revis, je découvris un bel homme au visage fatigué mais toujours le sourire aux lèvres. Son regard était profond et curieux. Son corps, bien que meurtri, devait jadis avoir été d'acier.

Le matin du troisième jour, on servit à Mario un repas à base d'aliments liquides et, le quatrième jour, il eut droit à des aliments un peu plus solides. Rapidement, il put sortir de son lit, s'asseoir dans un fauteuil puis déambuler dans les couloirs sous la surveillance d'un kinésithérapeute. Atteint d'une légère ataxie (trouble de la coordination des mouvements), il avait parfois tendance à perdre l'équilibre lorsqu'il marchait. L'idéal aurait été que Mario quittât l'institut pour vivre seul ou être admis dans un centre de rééducation. Or ni l'une ni l'autre de ces options n'étaient envisageables car, si Mario ne buvait plus, il était toujours désorienté avec une tendance à répéter tous les mots qu'il entendait.

« Vous allez bien, Mario ?

— Je vais bien. »

Mario répétait ce qu'il entendait sans qu'aucune émotion ne transparaisse dans sa voix.

« Y a-t-il quelque chose qui vous préoccupe ?

— Rien qui me préoccupe. »

Il était très difficile d'avoir une conversation avec lui. Il ne se souvenait ni de sa famille, ni de son lieu de naissance, ni des endroits où il avait vécu, ni même de sa profession – si tant est qu'il ait travaillé un jour. Je prescrivis un test de Folstein. Mario obtint un score de 15, ce qui était très faible. En revanche, il ne présentait aucun déficit neurologique – en termes de mouvements volontaires ou faiblesse dans les membres – et aucune atteinte des nerfs crâniens.

Personne n'avait envie d'hériter de ce patient au passé inconnu, à l'avenir incertain et qui était totalement désorienté dans le présent. Si rien dans le cas de Mario ne permettait de guider un tant soit peu les soignants, le personnel administratif était quant à lui totalement démuni. Pour les médecins régulateurs, les travailleurs sociaux et les cadres de santé – bref pour toutes les personnes liées d'une manière ou d'une autre à notre établissement – Mario était devenu un problème que nul ne voulait résoudre. Dans un cas comme celui-ci, impossible de rejeter la faute sur une personne en particulier car tout le monde était impliqué. L'hôpital tentait de récupérer de l'argent, les travailleurs sociaux s'époumonaient, appelant toutes les maisons de soins pour trouver une solution, alors que les infirmières ne savaient plus quels soins prodiguer. Mario mangeait, marchait, s'asseyait dans son fauteuil, souriait et dormait mais, à part cela, il ne savait rien faire d'autre. Le cas de Mario fut exposé dans le journal interne de l'hôpital avec l'espoir que quelqu'un trouverait une solution.

En effet, le problème était de taille. Ignorant tout des origines et de la vie passée de notre patient, nous ne savions pas où chercher pour poser un diagnostic. Un scanner cérébral montra des petites lésions ressemblant à des points typiques d'une maladie microvasculaire mais ne révéla aucun problème majeur comme une tumeur, du pus ou du sang.

Des neurologues et des psychiatres entrèrent en lice. Alors que les premiers évoquaient une démence liée à l'abus d'alcool, les seconds s'en tenaient au résultat livré par le test de Folstein, soit un score de 15 et parlaient de *démence indéterminée*. Du Donépézil, l'un des principaux médicaments administrés aux patients atteints de démence de type Alzheimer, fut prescrit à Mario. Bien évidemment, une multitude d'analyses de sang furent parallèlement faites, mais aucune ne permit de déceler quoi que ce soit. Quant aux médicaments, aucun, pas même le Donépézil, n'eut d'effets bénéfiques sur Mario.

Mario nous avait fait remonter dans le temps et ramenés bien avant le Moyen Âge, à une époque où, par manque d'outils, les diagnostics étaient purement et simplement le fruit de l'imagination. Je proposai une IRM cérébrale qui, généralement, donne de meilleurs résultats que le scanner lorsqu'il s'agit de détecter des anomalies dans la partie profonde du cerveau.

L'examen me fut refusé sous prétexte qu'il n'apporterait rien de plus sur le plan médical. Mais derrière ce refus catégorique, il y avait une raison plus profonde qui était justifiée. Dans la mesure où Mario était incapable de nous parler de ses antécédents médicaux ou chirurgicaux, nous ne savions pas s'il avait un corps étranger dans l'organisme. Or ce point était capital car on ne peut pas faire d'IRM en présence d'un corps étranger quel qu'il soit.

Je me suis alors tourné vers le Dr Anthony Mark Musarra, le médecin-conseil de la clinique dont la vive intelligence était des plus appréciables tant pour poser un diagnostic que pour mettre en place un traitement. Qui plus est, je savais que le Dr Musarra n'hésitait pas à sortir des sentiers battus quand cela était nécessaire. Je voulais avoir son avis quant à la nécessité en termes d'éthique de faire des recherches complémentaires en vue d'un diagnostic sur des patients comme Mario pour lesquels nous n'arrivions pas à nous prononcer et dire de quelle pathologie ils souffraient.

Anthony était le seul à pouvoir faire revenir la direction sur sa décision et c'est ainsi qu'il demanda qu'une radiographie soit faite afin de détecter la présence éventuelle d'un corps étranger dans l'organisme de Mario. Les images n'ayant montré aucun corps étranger, nous avons pu pratiquer une IRM dont les résultats nous sont parvenus en quelques heures. Parmi toutes les possibilités envisagées, seule une angiopathie amyloïde cérébrale, l'une des caractéristiques morphologiques de la maladie d'Alzheimer, fut confirmée.

L'une des complications les plus graves de cette maladie est l'hémorragie intracérébrale, souvent fatale. En effet, le risque d'hémorragie récurrente est élevé et peut être lourd de conséquences. L'hypertension artérielle est un facteur de risque qui nécessite une surveillance constante. Mario ayant une tension artérielle élevée, nous avons immédiatement mis en place un traitement à base de médicaments anti-hypertenseurs. À l'heure actuelle, en termes de traitement pharmacologique, nous n'avons que peu d'options mis à part contrôler la tension artérielle afin d'éviter tout risque d'hémorragie. Le Donépézil ne jouant qu'un rôle minime dans le traitement de l'angiopathie amyloïde cérébrale, nous avons cessé de l'administrer à Mario. Lorsqu'il quitta la clinique dans sa chaise roulante, Mario était radieux et il nous fit de grands signes en guise d'au revoir.

Le dépistage du TCL

Précurseur de la maladie d'Alzheimer, le TCL peut présenter les mêmes caractéristiques imprévisibles que la maladie d'Alzheimer : violent ou docile, franc ou insidieux, retenu ou débridé. Qui plus est, le TCL peut annoncer une démence neurodégénérative autre qu'une démence de type Alzheimer, ainsi que des maladies non neurodégénératives telles que la dépression. Un TCL peut aussi être l'un des effets secondaires d'un traitement thérapeutique. Résultat, pour pouvoir parler de TCL, il faut au préalable avoir posé un diagnostic définitif fiable. Le TCL étant lié à la maladie d'Alzheimer, les médecins n'ont d'autre choix que de faire passer à leurs patients les examens qui permettent de diagnostiquer une maladie d'Alzheimer.

Mais où en sommes-nous aujourd'hui dans le dépistage du trouble cognitif léger ? Pendant des années, les médecins, les biologistes moléculaires et les neurochimistes ont mis tout en œuvre pour identifier un biomarqueur pouvant être associé à ce trouble.

Il y a environ vingt-cinq ans, de grands progrès ont été faits dans ce domaine grâce à M. Vandermereen et ses collègues. Ces chercheurs en neurobiologie de la Fondation Born-Bunge, institut affilié à l'université d'Anvers en Belgique, identifièrent dans le liquide cérébro-spinal (LCS) une **forme anormale d'une protéine appelée Tau**. Or toutes les études *post mortem* pratiquées lors d'autopsies sur des patients souffrant de la maladie d'Alzheimer mettent en évidence la présence de cette protéine de forme tronquée.

Les protéines Tau normales, par leurs propriétés physico-chimiques, jouent un rôle essentiel dans l'assemblage des microtubules (structure omniprésente responsable de la division et de la mobilité cellulaires) et la stabilité des cellules nerveuses. Sans prévenir, les protéines Tau peuvent prendre une forme anormale annihilant le rôle des microtubules avec pour conséquences des effets délétères sur les nerfs.

Tandis que la recherche avançait et que d'autres biomarqueurs étaient identifiés, une classe de peptides constituée de 40 à 43 acides aminés, appelée bêta-amyloïde, vola la vedette à la protéine Tau. Ce qui, dans un premier temps, n'était qu'une simple curiosité est rapidement devenu une obsession. Les chercheurs n'avaient qu'une idée en tête : dénouer l'enchevêtrement des peptides amyloïdes présents dans le cerveau des sujets souffrant de la maladie d'Alzheimer.

C'est ainsi qu'ils découvrirent qu'en s'accumulant pour former des plaques, les peptides bêta-amyloïdes pouvaient empêcher la transmission des signaux d'une cellule à une autre et stimuler les cellules du système immunitaire avec, pour conséquence, une inflammation susceptible d'endommager les cellules du cerveau. Analyser le liquide cérébro-spinal pour détecter un nombre anormalement bas de bêta-amyloïdes et, par-delà, un grand nombre de ces peptides emprisonnés dans le cerveau, apparut rapidement comme l'une des pistes à suivre pour traquer la maladie d'Alzheimer.

Parmi toutes les recherches, ce sont les études génétiques qui ont donné les meilleurs résultats. En ce qui concerne la maladie d'Alzheimer à début précoce (EOAD de l'anglais *Early Onset Alzheimer's Disease*), les chercheurs ont découvert **trois gènes dont la mutation accélérerait le développement de la maladie d'Alzheimer**, à savoir les gènes *PSEN1* et *PSEN2,* gènes codant de la préséniline 1 et de la préséniline 2 impliqués dans la synthèse de l'amyloïde et le gène PPA (protéine précurseur de l'amyloïde). Les chercheurs nous ont toutefois mis en garde en précisant que lorsqu'ils ont interprété les résultats des analyses, ils ont noté des différences quant à l'expression des gènes entre les familles mais aussi au sein d'une même famille.

Le gène de l'apolipoprotéine E ou ApoE a quant à lui été identifié et associé à la maladie d'Alzheimer à début tardif (ou LOAD de l'anglais *Late Onset Alzheimer's Disease*). L'ApoE joue un rôle dans la synthèse de l'apolipoprotéine E, qui, en tant que protéine impliquée dans le transport du cholestérol, favorise l'agrégation fibrilaire amyloïde et l'évacuation des dépôts d'amyloïde hors du cerveau. Résultat, si le gène fait défaut, d'importantes quantités de bêta-amyloïde se déposent dans le cerveau. Or, comme nous l'avons vu, l'une des principales caractéristiques de la maladie d'Alzheimer est la présence de plaques amyloïdes dans le cerveau. Une forme spécifique de ce gène (ou allèle) a également été au cœur de nos observations. L'allèle ApoE•4 est présent chez environ 25 à 30 % de la population et environ 40 % des sujets souffrant d'une forme d'Alzheimer d'apparition tardive. Autrement dit, **les personnes qui développent une maladie d'Alzheimer ont plus de risques d'être porteuses de l'allèle ApoE•4** que les individus qui ne développeront jamais la maladie.

L'ApoE•4 est, à juste titre, considéré comme un facteur de risque dans la mesure où il augmente le risque pour une personne de développer la maladie. Cependant, comme en ce qui concerne la maladie d'Alzheimer, rien n'est jamais simple et évident. Les chercheurs ont découvert que ce n'est pas parce qu'il a hérité de l'allèle ApoE•4 qu'un individu développera la maladie d'Alzheimer. En d'autres termes, si une analyse de sang permet d'identifier la présence des allèles du gène ApoE, il est impossible d'en déduire si la personne développera ou non la maladie d'Alzheimer.

Une fois encore, nous restons sur notre faim avec des découvertes qui, certes, sont merveilleuses mais qui ne nous permettent pas de tirer des conclusions en termes de probabilités (sensibilité et spécificité). En attendant d'en savoir plus, les chercheurs se bornent à dire que l'allèle ApoE•4 est un facteur permettant d'étudier le risque de développer la maladie d'Alzheimer dans une étude de cohorte mais pas de déterminer le risque qu'une personne donnée a de développer la maladie. Conclusion : les avis divergent quant au bien-fondé de dépister une maladie alors qu'on n'a aucun traitement à proposer à court terme, d'autant qu'annoncer à une personne qu'elle est porteuse de l'allèle ApoE•4 tout en insistant sur le fait que ce n'est pas pour cela qu'elle développera la maladie d'Alzheimer ne peut qu'être source d'angoisse, d'appréhension, voire de dépression et avoir un impact psychologique négatif.

Des laboratoires proposent aujourd'hui aux personnes qui le souhaitent une analyse de leur code génétique. Contre plusieurs centaines d'euros, une personne peut donc, si elle le souhaite, savoir si elle est ou non porteuse de l'allèle ApoE•4.

Muin Khoury, directeur du Bureau des études du génome au sein du Centre pour le contrôle et la prévention des maladies[6] et fervent détracteur du test de prédisposition ApoE•4 a stipulé que, l'utilité clinique du test n'ayant pas été démontrée, « le dépistage ne devait être proposé que dans un contexte médical et à condition que la personne bénéficie d'une aide psychologique » et ne devait en aucun cas être proposé, moyennant finance, par une société à des clients. À l'automne 2010, la Société européenne de génétique humaine a, quant à elle, publié un certain nombre de directives contre « la commercialisation non justifiée par une société privée de tests génétiques », y compris les tests dont l'utilité sur le plan clinique n'a pas été prouvée. Peu après cette publication, des chercheurs de l'université de Boston ont mené un essai randomisé connu sous le nom de REVEAL (*Risk Evaluation and Education for Alzheimer's*) qui révéla que l'identification du gène ApoE et de l'allèle 4 « ne présentait pas de risques psychologiques significatifs sur le court terme. » Et

6. Agence américaine spécialisée dans la protection de la santé et de la sécurité publiques. (NdT)

les chercheurs de clamer haut et fort que les personnes considéraient et considèrent encore que, pour ce qui est du test de prédisposition, « les *pour* l'emportent sur les *contre* ».

Les recherches pour identifier un marqueur biologique ou biomarqueur se poursuivent. Dans une étude menée récemment par une équipe du département de pharmacologie et du centre de médecine translationnelle de l'université Temple à Philadelphie (Pennsylvanie), les chercheurs ont privé le cerveau de souris de glucose. Ce faisant, ils ont découvert que le manque de glucose favorisait une hyperphosphorylation de la protéine Tau due à l'activation de la protéine p38 MAPK *(Nitrogen-Activated Protein Kinase*). Publié en 2017 dans la revue scientifique *Journal of Translation Psychiatry*, l'article présente la protéine p38 comme étant une candidate laissant entrevoir de nouvelles possibilités thérapeutiques.

Parallèlement, pour ne pas rester à la traîne, l'imagerie neurologique est entrée dans la course. En 2012, la Food and Drug Administration a approuvé l'**utilisation du premier traceur d'imagerie moléculaire chez les personnes ayant une déficience cognitive – maladie d'Alzheimer ou autre – suspectée**. Utilisé lors d'une tomographie par émissions de positons, l'Amyvid (nom commercial du florbétapir F-18, approuvé par l'Agence européenne des médicaments en 2013) est une molécule qui se lie aux plaques amyloïdes dans le cerveau et permet d'estimer leur densité. Un résultat positif du PET scan indique la présence de plaques amyloïdes dans le cerveau des patients.

L'année suivante, un autre traceur apparut sur le marché. Comme l'Amyvid, le Vizamyl (nom commercial du flutémétamol F18, autorisé en Europe en août 2013) se lie aux plaques amyloïdes dans le cerveau, les rendant visibles lors d'un PET scan. Un troisième traceur d'imagerie moléculaire, le Neuraceq, (nom commercial du florbétaben F18), reçut également l'approbation de la FDA et de l'Agence européenne des médicaments en 2014. Comme l'Amyvid et le Vizamyl, ce radiotraceur se lie aux plaques amyloïdes dans le cerveau qui peuvent alors être décelées lors d'un PET scan.

Ces avancées en termes d'imagerie débouchèrent rapidement sur le *Pittsburgh Compound B* qui doit son nom à une équipe de l'université de Pittsburgh à l'origine de sa découverte. Le *PIB* comme on l'appelle est le premier radiotraceur capable de cibler une accumulation de bêta-amyloïde dans le cerveau. Au cours de l'année suivante, un autre radiotraceur, le florbétaben (BAY 94-9172) entra également en scène, permettant lui aussi de déceler la présence de plaques amyloïdes lors d'un PET scan.

Mais avant même que la communauté scientifique ait le temps de fêter toutes ces avancées technologiques, il fallut se rendre à l'évidence : aucune ne permettait d'établir avec certitude le diagnostic de la maladie d'Alzheimer (spécificité et sensibilité), dans la mesure où des plaques amyloïdes peuvent être présentes dans le cerveau de personnes normales, en bonne santé et ne présentant aucune déficience cognitive.

Pour preuve, pas plus tard qu'en 2016, le Dr Nunzio Pomara, professeur au département de psychiatrie de la faculté de médecine de l'université de New York, découvrit qu'une dépression sévère pouvait augmenter le taux de bêta-amyloïde potentiellement toxique pour le cerveau et ce *sans lien* avec la maladie d'Alzheimer.

Ce qui semblait être une avancée nous ramena en fait des siècles en arrière lorsque les médecins n'avaient que leurs yeux, leurs oreilles et leurs mains pour poser leur diagnostic.

Une chose est sûre : pour établir un diagnostic fiable, nous devons avoir recours aux techniques d'autrefois mais aussi aux outils d'imagerie et aux biomarqueurs, car si la communauté scientifique se bat toujours pour trouver de nouvelles inventions, nous devons continuer à pratiquer les gestes les plus élémentaires et les plus naturels.

Le test de Folstein (MMS), l'Évaluation cognitive de Montréal (MoCA), le Sweet 16 (outil d'évaluation cognitif en accès libre), l'Addenbrooke's Cognitive Examination (ACE) et le Saint Louis Mental Status Examination (SLUMS) sont autant d'outils interactifs permettant à un médecin d'évaluer une déficience cognitive chez un sujet. Tous ces tests d'évaluation cognitive reposent sur des questionnaires visant à mettre en évidence un esprit sur le déclin et à lever le voile sur ce qui pourrait donner lieu à une destruction sans commune mesure.

CHAPITRE 2

Des médicaments, encore des médicaments : une médecine moderne fétichiste

Je ne prends pas de drogue. Je suis la drogue.
Salvador Dali

Venant d'un médecin qui encourage et approuve l'utilisation appropriée de médicaments en vente libre et qui régulièrement prescrit les produits approuvés par la Food and Drug Administration, y compris les substances dont l'usage est strictement réglementé, ce chapitre peut sembler quelque peu paradoxal. Et pour les millions de personnes qui, sans les médicaments, seraient réduites à néant par les maladies infectieuses ou non, mes dires pourraient même être qualifiés de blasphème. Or loin de moi l'idée de fustiger les médicaments dont dépendent des vies humaines et mes compétences académiques. Je ne veux pas non plus que les pages ci-après soient perçues comme étant la confession d'un médecin qui, à l'approche de la retraite, baisse les bras. Je ne suis ni le chef d'une bande d'avant-gardistes ni un lanceur d'alerte.

Au cours des trente dernières années, j'ai exercé ce que l'on appelle la médecine clinique qui repose sur le diagnostic, le traitement et la prévention et pour laquelle la prescription ou la non-prescription de médicaments sont les pivots légitimes et incontestés de nombre de traitements. Toutefois, au sein de cette éminence grise, une résistance couve et a pour origine la manière même dont on pratique la médecine aujourd'hui.

Par souci de clarté, j'ajouterai que le problème auquel nous sommes confrontés aujourd'hui vient de l'*utilisation abusive des médicaments*. Nous sommes prêts à tout pour accéder au bonheur, quitte à aller trop loin car telle est la nature humaine. Et comme toutes les âmes qui ont soif de pouvoir, c'est l'épée que nous avons fabriquée pour nous protéger et nous sauver qui finira par nous transpercer. Le combat que nous avons mené contre les médicaments, avec ses hauts et ses bas, nous a conduits là où nous sommes aujourd'hui avec des idées qui s'opposent. L'histoire donnera un sens à notre présent et, avec un peu de chance, nous guidera pour les années à venir.

Les bonheurs du hasard

Dans ce qui fait l'industrie pharmaceutique d'aujourd'hui, un mot a joué un rôle crucial. Onze lettres qui composent un mot apparu il y a seulement quelques années dans le dictionnaire et qui est utilisé dans nombre de domaines – notamment scientifique, technique, juridique, politique et artistique – pour désigner un concept qui s'ajoute aux concepts de la créativité et de la curiosité. La *sérendipité* puisque c'est de cela qu'il s'agit est la traduction littérale du mot anglais *serendipity*, lui-même dérivé du mot persan *Serendip*, ancien nom de l'île de Ceylan devenue aujourd'hui le Sri Lanka. Plus précisément, le mot trouve son origine dans le conte persan intitulé *Les trois princes de Serendip*, les trois protagonistes *faisant toujours la découverte, par sagacité accidentelle, de choses qu'ils ne cherchaient pas*. Le conte voyagea, quittant la Perse pour l'Italie puis la France avant de tomber entre les mains d'un homme de lettres anglais, Horace Walpole, qui inventa de toutes pièces un mot qu'il utilisa pour la première fois dans une lettre adressée à son ami, Horace Mann, en 1754. Le mot *sérendipité*.

Sérendipité est le terme utilisé pour décrire « la faculté de faire une heureuse découverte par le plus pur des hasards, de trouver autre chose que ce que l'on cherchait ou encore l'art de trouver sans chercher ». Remise dans le contexte qui nous intéresse, la sérendipité exprime le fait de trouver un médicament alors qu'on en cherchait un autre.

Comme le montre l'histoire, douze médicaments sont, par le plus pur des hasards, sortis de nulle part et sont devenus incontournables dans le traitement des maladies. Tels les douze disciples qui, autour du fils de Dieu faisaient le bien, ils ont mis fin aux principales maladies qui, sans répit, rongeaient le corps et l'esprit des hommes.

Comme Louis Pasteur l'écrivit : « Dans les champs de l'observation, le hasard ne favorise que les esprits préparés. » Bien évidemment, les douze médicaments n'ont pas tous été découverts le même jour, même s'ils furent trouvés quasiment à la même époque. Six d'entre eux – le **pourpre d'aniline**, la **pénicilline**, le **diéthylamide de l'acide lysergique**, le **méprobamate**, la **chlorpromazine** et l'**imipramine** – furent découverts par des chercheurs qui espéraient faire une autre trouvaille. Quant au **bromure de potassium**, à l'**hydrate de chloral** et au **lithium**, c'est un raisonnement totalement faux qui déboucha sur une preuve empirique. L'**iproniazide** et le **sildénafil** utilisés pour traiter certains troubles se sont rapidement révélés bénéfiques pour soigner des maux dont on ignorait tout. Et pour finir, le **chlordiazépoxide** fut découvert par hasard alors que le ménage était fait dans un laboratoire.

Tout a commencé en 1856 lorsque William Henry Perkins, un chimiste anglais de 18 ans qui essayait de synthétiser la quinine pour combattre le paludisme se retrouva avec un liquide rouge brun dans son tube à essai qui, comme le montraient les taches indélébiles laissées sur sa blouse, était un colorant d'excellente qualité. La découverte de ce colorant artificiel indifféremment appelé *pourpre de niline*, *violet d'aniline* ou encore *mauvéine* allait ouvrir la voie aux plus grandes industries dans le domaine des colorants et produits chimiques du monde : Bayer (1862), Ciba (1859), Geigy (1859) et Sandoz (1962). Une nouvelle branche de la chimie, appelée chimie organique, devint incontournable et, comme si elles s'étaient donné le mot, toutes les industries de colorants se mirent à produire des composés organiques. La saga de l'industrie pharmaceutique commença peu après avec pour chefs de file les sociétés Bayer et Ciba.

La pénicilline, une découverte accidentelle

J'aimerais que nous nous attardions sur la pénicilline – la reine des médicaments – et la manière dont elle évolua au fil des ans.

La plupart des inventions – nobles, immenses et révolutionnaires – ont jailli d'inspirations soudaines, souvent farfelues. Une pensée insolite peut, à la manière d'un éclair, aveugler la terre et faire naître la tempête. Si de la pomme de Newton à la lampe à incandescence d'Edison, de nouveaux concepts ont frappé avec rapidité et soudaineté, jamais l'histoire n'a connu une invention due à une pure négligence qui allait autant changer la vie.

Je vous propose de remonter le temps jusqu'en 1928. Imaginons que nous sommes dans le laboratoire d'Alexander Fleming, au sous-sol de l'hôpital St Mary de Londres qui, aujourd'hui, fait partie de la célèbre université Imperial College London. Pressé de quitter son laboratoire pour quelques jours de vacances, le brillant chercheur écossais connu pour sa négligence rangea à la va-vite les boîtes de Pétri dans lesquelles il faisait pousser des cultures de staphylocoques. Du fait de ce manque de rigueur, les cultures furent contaminées par des champignons opportunistes qui profitèrent que la fenêtre était ouverte pour s'introduire dans le laboratoire. À son retour, estomaqué, Fleming ne put que constater que la moitié des cultures bactériennes avaient été colonisées par des envahisseurs de couleur bleu-vert. C'est en étudiant ces champignons microscopiques que le chercheur fit l'une des plus grandes découvertes des temps modernes : la pénicilline.

Fleming publia le résultat de ses recherches dans la revue scientifique *Journal of Experimental Pathology* en 1929. Malheureusement, il fallut attendre dix ans avant que Howard Florey et son équipe mettent au point une méthodologie complexe pour produire à grande échelle des moisissures et en extraire la pénicilline. Deux ans plus tard, John Mahoney et ses collègues du service américain de santé publique annoncèrent une nouvelle qui réjouit le monde entier : la pénicilline pouvait être utilisée pour traiter la syphilis. Une découverte qui fut célébrée partout dans le monde, rares étant les pays épargnés par ce fléau.

Pendant plusieurs décennies, la pénicilline régna sur le monde. L'antibiotique original et ses formes synthétisées furent de toutes les batailles, guerres mondiales, guerres froides, tensions et bains de sang. De la syphilis aux maux de gorge, la pénicilline était le charmeur qui faisait osciller le serpent hypnotisé sur demande.

Passons maintenant à un autre exemple, le méprobamate. En 1945, le méprobamate produit par la *London's British Drug House* fit son entrée dans la catégorie des agents anti-microbiologiques efficaces. Or en 1950, Franck Berger découvrit que lorsqu'il administrait du méprobamate à des souris, des rats ou des cochons d'Inde, les rongeurs étaient apaisés même si l'effet ne durait pas. Berger décida de traverser l'Atlantique pour poursuivre ses recherches au sein des Laboratoires Wallace. Très vite, le méprobamate devint l'anxiolytique par excellence. Les Laboratoires Wallace donnèrent au méprobamate le nom de Milltown en référence au petit village dans lequel Berger avait vécu et travaillé.

À la fin des années 1950, le méprobamate devint l'anxiolytique le plus prescrit dans le monde. Il faudra attendre dix ans avant qu'il ne soit détrôné par une autre molécule, le diazépam. Sous la forme de comprimés, gélules ou solutions buvables, le diazépam élut domicile dans tous les coins et recoins du corps humain.

L'industrie pharmaceutique qui produit des médicaments à tour de bras ne regarda jamais derrière elle. Comme César et ses armées, les médicaments sont venus, ont vu et ont vaincu. Les miracles se sont enchaînés. C'est ainsi que des composés validés par l'industrie circulent en toute liberté sous la haute protection des gouvernements en place.

La résistance : le fléau de tout médicament

Abasourdie par le succès lié à ces découvertes, la science ne prêta pas attention au piège qui, silencieusement, se refermait sur elle. Aveuglément, elle fit confiance aux substances chimiques qu'elle avait elle-même créées. Le pouvoir de ces substances était tout ce qui, à ses yeux, comptait. Nul ne prêtait attention aux pouvoirs des vaincus. À cette époque, la biologie n'avait qu'une connaissance très limitée de tout ce que les gènes étaient capables de faire, de leur omniprésence et de leur omnipotence, ou encore de leur capacité à reprendre le dessus *et* résister. De nouvelles données qui n'allaient pas l'une sans l'autre allaient devoir être prises en compte, à savoir le traitement et la résistance.

Comme on pouvait s'y attendre, la pénicilline fut l'un des premiers protagonistes à entrer en scène. Trop heureux de proposer un traitement radical et ne sachant pas grand-chose quant à la manière dont les bactéries se comportaient, la majorité des médecins prescrivaient de la pénicilline à leurs patients pour tout et pour rien. Syphilis, mal de gorge, surinfection bactérienne, qu'importe ! La pénicilline était la panacée. Or découvrir et comprendre la complexité de ce qui, *a priori*, n'était qu'une simple molécule est un travail de longue haleine.

En 1949, la biochimiste britannique Dorothy Crowfoot Hodgkin permit, grâce à la cristallographie aux rayons X, de résoudre en partie l'énigme de la structure de molécules organiques très complexes. Mais la communauté scientifique dut encore attendre dix ans avant que John Clark Sheehan, un chercheur américain spécialisé en chimie organique, mette au point la *première synthèse totale de la pénicilline* et ouvre ainsi la voie à des substances non disponibles dans la nature qui peuvent détruire certaines souches bactériennes.

C'est alors que se produisit un événement encore plus surprenant. En 1940, soit douze ans après la découverte de la pénicilline par Fleming et plusieurs années avant qu'elle ne soit réellement commercialisée, Edward Penley Abraham, un biochimiste anglais en poste à l'université d'Oxford, mena des études qui lui permirent d'identifier la pénicillinase, enzyme capable de détruire le cycle bêta-lactame et par-delà de réduire à néant l'activité biologique de la pénicilline.

La nouvelle tomba presque comme une condamnation à mort : un grand nombre de gènes de résistance aux antibiotiques font en fait partie des populations microbiennes naturelles. Tout d'un coup, les chercheurs eurent à répondre à la question la plus difficile qu'on leur ait jamais posée : « Qui est arrivé en premier : l'antibiotique ou la résistance ? »

Dans la mesure où nul n'était, *a priori*, capable de répondre rapidement à cette question, le monde scientifique se mit à chercher comment modifier la pénicilline afin d'empêcher la destruction du cycle bêta-lactame. C'est ainsi que sont apparues plusieurs versions de pénicillines synthétiques. Les bactéries ne tardèrent pas à riposter avec violence. *Staphylococcus aureus* (staphylocoque doré) résistant à la méticilline (SARM), entérocoques résistants à la vancomycine (ERV) et bêta-lactamase à spectre étendu, autant de termes qui faisaient froid dans le dos et que l'on redoutait comme la peste.

Les autres antimicrobiens connurent tous le même sort. Les sulfamides, utilisés pour la première fois en 1937, avaient leurs souches résistantes, les souches sulfamides-R. Idem pour la streptomycine. Isolée en 1943, elle fut le premier médicament prescrit contre la tuberculose. Jusqu'alors, la bactérie *Mycobacterium tuberculosis,* véritable tueuse en série, éliminait sans raison apparente les hommes, les femmes et les enfants. Une personne toussait et c'était la panique !

La streptomycine mit un frein au processus, mais de manière imperceptible. Des souches mutantes de *Mycobacterium tuberculosis*, qui résistaient aux concentrations thérapeutiques de l'antibiotique, apparurent rapidement chez nombre de patients en cours de traitement. En 1946, le *Medical Research Council* mena le premier essai clinique randomisé et contrôlé sur des malades atteints de tuberculose. Les chercheurs comparèrent les effets du traitement de référence – à savoir l'alitement – et les effets de la streptomycine couplée à l'alitement. L'étude montra que si l'association streptomycine/alitement se traduisait par un nombre inférieur de décès, l'amélioration de la pathologie restait toutefois marginale.

En 1952, soit huit ans plus tard, une équipe de chercheurs du *Cornell Medical College* apprit que la tuberculose faisait des ravages dans une réserve navajo en Arizona. Aucun traitement n'était proposé aux malades. Le Dr Walsh McDermott, à la tête de l'équipe, vit là une occasion en or pour mener une expérimentation sur une population marginalisée. Un programme qui allait s'étendre sur dix années permettrait d'évaluer l'efficacité de nouveaux antibiotiques contre la maladie. L'expérience leva également le voile sur le côté noir de la recherche menée sur des hommes, à savoir sacrifier une population fragile et impuissante au nom de la science. Quoi qu'il en soit, l'isoniazide sortit rapidement des laboratoires pharmaceutiques. Grâce à cet antibiotique bactéricide et à la streptomycine, les patients atteints de tuberculose notaient une nette amélioration de leur état, mais, comme tout n'est jamais parfait, des bacilles résistants ne tardèrent pas à apparaître. Les chercheurs n'avaient plus qu'une chose à faire : trouver un autre antibiotique.

C'est ainsi que la rifampicine arriva sur le devant de la scène dans les années 1960. Pour la première fois, des malades souffrant de tuberculose furent sauvés. Les autorités américaines de santé publique s'associèrent au service de recherche contre la tuberculose du *Medical Research Council* et, quatre décennies plus tard, grâce à des travaux de recherche considérables, deux nouveaux médicaments – la pyrazinamide et l'éthambutol – furent mis au point et vinrent s'ajouter à la rifampicine et à l'isoniazide, laissant entrevoir une chance de maîtriser la bactérie.

Or plus il y avait de médicaments, plus la résistance des bactéries était forte. Le cocktail de médicaments antituberculeux pouvait tenir à distance la tueuse en série, mais la résistance refusait de capituler. Au cours de ces dernières années, une nouvelle terminologie pour illustrer l'insatiable appétit des souches de bacilles tuberculeux résistants a vu le jour et l'on a commencé à entendre parler de *souches extrêmement résistantes* aux médicaments et de *souches totalement résistantes* aux médicaments. Puis le verdict tomba : dans le cas de la tuberculose, la résistance aux antibiotiques est exclusivement le résultat d'une mutation spontanée.

Si *Mycobacterium tuberculosis* avait un don pour tuer, *Mycobacterium leprae* excellait dans l'art de défigurer une personne. Sans aucune pitié, les deux bactéries élisaient domicile dans les nerfs puis s'infiltraient, en colonies interminables, dans tout l'organisme, avec toutefois une préférence pour les nerfs périphériques qui contrôlent les muscles. *Mycobacterium leprae* gelait tout simplement les fibres à l'intérieur du corps humain. Un à un, les muscles étaient touchés, atrophiés et affaiblis. Le système sensoriel était lui aussi endommagé, des ulcères et des infections se propageaient à l'intérieur du corps. Les amputations étaient fréquentes.

Faute de trouver des solutions, la communauté médicale chercha à élargir son champ lexical avec de nouveaux mots pour désigner les victimes : lépreux, visages de lion, voire pire. Si l'histoire fournit nombre d'exemples d'œuvres de bienfaisance tant ecclésiastiques que privées, en général, la plupart des personnes fuyait les victimes de cette terrible maladie. Les hommes et les femmes *différents par leur physique* vivaient en communauté dans des grottes, se terraient dans des égouts ou tout autre lieu sombre et lugubre, à l'abri des regards et attendant qu'une divine inspiration les guérisse.

Du début des années 1900 jusqu'à la fin des années 1940, les médecins qui exerçaient en Afrique, en Asie, en Extrême-Orient, en Amérique du Sud et partout ailleurs injectaient aux malades souffrant de la lèpre de l'huile de chaulmoogra, laquelle était depuis des millénaires utilisée en Inde dans la médecine ayurvédique pour traiter la lèpre et autres problèmes cutanés. Si, au fil des siècles, nombre d'anecdotes ont prouvé les bienfaits de l'huile de chaulmoogra, ses vertus ne furent jamais confirmées par une quelconque étude scientifique.

La souffrance et l'exclusion des lépreux perdurèrent jusqu'à la découverte de la promine en 1937. Comme on le sait aujourd'hui, c'est grâce à Emile Fromm que ce médicament est arrivé sur notre planète. En effet, ce professeur de chimie en poste à la faculté de médecine de l'université de Fribourg-en-Brisgrau en Allemagne décrivit le premier ce composé appartenant à la famille des sulfones – la promine se décompose en dapsone dans l'organisme.

Très vite, la dapsone remplaça l'huile de chaulmoogra brute et fut accueillie dans le monde avec joie et soulagement. Les *lépreux* retournèrent vivre dans leur famille. Les taches cutanées disparurent. Les nerfs étaient protégés. Les muscles étaient intacts. Les lésions étaient guéries. Les cicatrices, quant à elles, ne s'effaçaient pas. Les stigmates ne disparaîtraient jamais. La lèpre, cette maladie infectieuse mal comprise, n'avait pas été éradiquée. Silencieuse et cachée, elle était toujours là.

Au cours des dix années qui suivirent, les chercheurs comprirent que, malheureusement, le seul traitement contre cette maladie impitoyable avait perdu de son efficacité, une forme de *Mycobacterium* étant définitivement résistante à l'antibiotique. Partout dans le monde, les chercheurs mirent tout en œuvre pour trouver une nouvelle génération de médicaments capables de détruire le bacille. La clofazimine et la rifampicine furent respectivement découvertes dans les années 1960 et 1970. Avec la dapsone, la clofazimine et la rifampicine devinrent les deux médicaments auxquels les médecins eurent recours pour tuer la bactérie vorace.

Or, si les traitements réussissaient à vaincre *Mycobacterium leprae* et autres bacilles, dans les années 1950, à la surprise générale tomba le verdict d'une équipe de scientifiques japonais : la résistance antibiotique pouvait être génétiquement transmise et se propager dans toutes les colonies bactériennes. Des études postérieures ont montré que si les antibiotiques tuent les bactéries, ils peuvent également être utilisés comme antiviraux, antitumoraux ou agents anticancéreux.

La résistance n'était plus la prérogative des maladies infectieuses. Les gènes allaient nous permettre de franchir un nouveau cap et de résoudre certaines énigmes médicales – nous projetant au carrefour de l'universalité et de l'individualité – avec, pour chaque merveilleux médicament, une autre forme de *résistance* tout aussi merveilleuse.

La traversée mouvementée de la psychiatrie

Les débuts de la psychiatrie ne se firent pas dans un enthousiasme délirant. En effet, cette spécialité médicale n'était ni plus ni moins que le résultat d'une aberration que la société n'était pas ravie de devoir traiter. Au début du XIXe siècle, les asiles et les hôpitaux étaient remplis d'hommes et de femmes *déments* et *abhorrés*, des hommes et des femmes *condamnés* parce qu'ils étaient nés différents. Leur cas ne suscitait ni l'intérêt ni la curiosité des chercheurs qui s'étaient donnés corps et âme pour trouver des remèdes à la grippe, la malaria et même la syphilis. À l'époque, on parlait déjà de *psychiatrie* alors qu'il n'y avait pas encore de psychiatres pour s'attaquer au problème. Les maladies mentales étant considérées comme un problème lié aux nerfs, les neurologues, sans trop savoir que faire, observaient ces personnes au comportement bizarre ou *névrotique* comme ils disaient.

Sigmund Freud, un neurologue autrichien, décida de plonger au plus profond de l'esprit humain resté jusqu'alors inexploré. Ses théories ou, comme il disait, *la voie royale qui mène à l'inconscient*, fouillaient dans les racines inconscientes des anomalies mentales, ce que l'on appellera officiellement la psychonévrose. Obsédé par ce qui est caché et surréaliste, Freud, dès les années 1890, fut le premier à se pencher sur la prise en charge *médicalisée* des troubles psychiatriques en passant par l'hystérie et le mutisme.

La psychanalyse était née. Devenue le principal traitement, elle dut faire face à ses détracteurs, notamment résister aux attaques implacables de l'industrie, pharmaceutique. Un combat difficile, d'autant qu'à cette époque, il n'existait ni école de pensée ni formation et que ce nouveau domaine était mal compris. Les résultats obtenus étaient décevants et nombreux furent ceux qui cherchèrent ailleurs d'autres traitements.

Parmi les différentes méthodes utilisées, citons la méthode du *pic à glace*. Apparue dans les années 1940, cette technique fut pendant vingt ans le traitement le plus courant avant d'être considérée comme rudimentaire, voire illégale. Si Walter Freeman (deuxième du nom) prétendait être le père de cette pratique qui prit ensuite le nom de lobotomie, c'est à Egas Miniz que l'on doit la première leucotomie. En effet, le neurologue portugais fut le premier à faire des trous dans le crâne de patients souffrant de troubles mentaux. Freeman reprit le concept, le rendit moins traumatisant et le rebaptisa lobotomie. La méthode consistait à insérer un instrument ressemblant à un pic à glace sous la paupière, à le faire passer à travers le lobe oculaire pour le faire remonter jusqu'au cerveau. Les fibres nerveuses étaient alors sectionnées avec l'espoir que le sujet redevienne normal.

Au début des années 1940 et 1950, faute de traitement thérapeutique probants, les praticiens avaient très souvent recours à la lobotomie considérée comme révolutionnaire. Dans un article du *New York Times*, le journaliste William Laurence fit l'apologie de cette pratique, allant jusqu'à parler de *chirurgie de l'âme*. On estime à 40 000 le nombre de lobotomies pratiquées aux États-Unis, le record ayant été atteint en 1949 avec 5 000 interventions pour cette seule année. À cette époque, la lobotomie était tellement populaire que des centaines d'hommes et de femmes se portèrent volontaires pour que des instruments chirurgicaux soient insérés dans leur cerveau, certains allant même jusqu'à subir deux, voire trois lobotomies.

Le succès fut, toutefois, assombri par de cuisants échecs. En 1967, Helen Mortensen, qui subissait sa troisième lobotomie, décéda durant l'intervention, ce qui valut au Dr Freeman de ne plus avoir le droit d'exercer.

Est-ce la démence ou est-ce le désespoir qui avait poussé le Dr Freeman à inventer une telle méthode ? J'ai posé cette question à son fils, le Dr Walter Freeman (troisième du nom), neurologue à Berkeley. Sans la moindre hésitation, il me répondit : « Le désespoir. On oublie qu'à cette époque, les malades qui vivaient ou plutôt survivaient dans des asiles étaient dans un état psychique déplorable. Il fallait tout tenter pour les sortir de l'état monstrueux dans lequel ils étaient. »

Juste avant que n'éclate la Seconde Guerre mondiale, plus de 400 000 Américains vivaient dans 477 asiles, la moitié des lits étant occupés par des patients souffrant de troubles psychiatriques. Pour le Dr Freeman, aucun doute, son père a toujours fait ce qu'il pensait être le mieux pour ses patients, pratiquant des lobotomies pour un bien maigre salaire (25 $) sur des sujets désespérés et vivant dans la misère.

La décennie du cerveau

Les médicaments finirent par venir à la rescousse dans les années 1950. La chlorpromazine, classée comme antipsychotique de première génération, changea totalement la physionomie de la psychiatrie, avec les mêmes effets mélodramatiques observés, dans les années 1960, sur les patients réduits à néant par la maladie de Parkinson et traités par Lévodopa-Carbidopa. Le *mouvement de désinstitutionnalisation* fut très certainement l'un des processus les plus valorisants de toute l'histoire de la médecine. Les portes des asiles psychiatriques s'ouvrirent pour libérer les personnes *démentes* pour lesquelles le diagnostic de troubles psychotiques avait été posé, afin qu'elles puissent être réintégrées dans la société comme tout être humain, protégées par un traitement médicamenteux, comme tout individu souffrant d'une maladie quelle qu'elle soit.

Comme on pouvait s'y attendre, la psychanalyse et la psychologie dynamique furent écartées sous prétexte qu'elles n'avaient aucun fondement scientifique. Les sociétés pharmaceutiques testèrent une nouvelle classe d'antidépresseurs appelés « inhibiteurs sélectifs de la recapture de la sérotonine » (ISRS) et de nouveaux antipsychotiques, appelés neuroleptiques. Du fait de leurs qualités indéniables et supérieures à tout autre traitement, ces médicaments inondèrent rapidement le marché. Tous les praticiens, les psychiatres bien sûr, mais également les généralistes et les médecins de famille, se mirent à prescrire ses médicaments à tour de bras. Aux États-Unis, l'Institut national de la santé mentale alla jusqu'à qualifier les années 1990 de *Décennie du cerveau*.

Ne voulant pas être laissés pour compte, les psychologues cliniciens entrèrent en scène avec tout un arsenal de thérapies comportementales et cognitives. Ces TCC, dans le jargon médical, avaient le même objectif que les traitements médicamenteux, à savoir soulager les symptômes. Pendant de nombreuses années, les TCC et les médicaments furent complémentaires.

Les bienfaits ne se firent pas attendre. La mesure de l'intelligence émotionnelle, ou quotient émotionnel, permit d'évaluer les sentiments et les émotions des patients, l'objectif étant de refréner des symptômes spécifiques en établissant un diagnostic fiable. Personne ne douta un instant du succès de ce procédé. Les personnes démentes condamnées à vivre dans des asiles psychiatriques furent enfin transformées en êtres humains en bonne santé capables de mener une vie normale.

Rapidement, il fallut se rendre à l'évidence : soulager des symptômes et guérir des symptômes sont deux choses différentes. Même si les symptômes étaient masqués, une personne bipolaire restait bipolaire et une personne schizoïde restait schizoïde. La dépression couvait malgré une élévation de l'humeur. Plus important, des effets indésirables inconnus auxquels nul ne s'attendait – certains subtils, d'autres dramatiques – apparurent. Parmi ces effets, le syndrome sérotoninergique lié à la prescription de ISRS et le syndrome malin des neuroleptiques (SMN) associé à la prise de neuroleptiques, s'accompagnant d'hyperthermie, de confusion mentale et autres troubles neurologiques.

Une augmentation du risque suicidaire chez des personnes prenant des ISRS fut observée. Plus grave encore, les sujets étaient condamnés à prendre leur traitement à vie, l'arrêt brutal ou ne serait-ce qu'une diminution de la dose prescrite favorisant l'apparition du syndrome de discontinuation caractérisé par des troubles tels que la dépression, l'agressivité et l'agitation. Et, comme si le tableau n'était pas suffisamment noir, la recherche stagna en dépit de généreuses contributions financières allouées aux entreprises pharmaceutiques. Les scientifiques étaient confrontés à un nouveau dilemme, les neurotransmetteurs.

À l'aube de 2005, chercheurs et universitaires se réunirent lors d'un symposium baptisé *Advances in Neuroscience for Medical Innovation (ANMI).* Toutes les branches et sous-branches des neurosciences étaient représentées avec des personnes spécialisées dans le stress, la mémoire, la pharmacologie moléculaire, le comportement animal, la pharmacogénétique, l'imagerie, la découverte et le développement des traitements médicamenteux.

À la différence des autres congrès scientifiques qui s'étaient précédemment tenus dans le monde entier, celui-ci se distingua en empruntant une voie totalement différente et en mettant les experts sur la sellette. Le symposium reposait sur cinq questions fondamentales auxquelles les spécialistes devaient, chacun dans leur domaine, apporter une réponse.

La voix des experts fut entendue. Qu'ils soient perspicaces, amers ou critiques, tous claironnèrent en une parfaite harmonie que la lumière était au bout du tunnel mais que, pour la voir, il fallait intégrer les mécanismes moléculaires et cellulaires sous-tendant les troubles psychiatriques.

La première des cinq questions eut l'effet d'une balle tirée en pleine tête :

Pourquoi tous les efforts déployés pour trouver de nouveaux médicaments destinés à guérir les troubles psychiatriques ont-ils échoué alors que de merveilleuses découvertes permettent de guérir d'autres maladies ?

À y regarder de plus près, la question montre à quel point la psychiatrie est un domaine à part. Contrairement aux progrès réalisés dans les autres branches de la médecine, y compris la recherche sur le cancer et les maladies cardiaques, la psychiatrie – exception faite des médicaments qui changent la vie – a été laissée pour compte et ce malgré la résurgence de la clozapine (antipsychotique *atypique* ayant des effets bénéfiques chez les sujets schizophrènes) au début du XXIe siècle (introduit en 1971 sur le marché européen, le médicament fut interdit en 1975 ; la Food and Drug Administration approuva l'utilisation de la clozapine pour le traitement de schizophrénies résistantes) et l'arrivée sur le marché du Prozac présenté comme étant « un médicament révolutionnaire contre la dépression » sur la couverture du magazine américain *Newsweek* du 26 mars 1990.

D'autres questions ayant trait au domaine de la psychiatrie furent soulevées.

Pourquoi certains esprits réagissent à un médicament et d'autres non alors qu'ils présentent exactement les mêmes troubles ?

Pourquoi certaines maladies ne sont-elles pas touchées par les affres du temps alors que d'autres sont mutilées à mi-chemin ?

Pourquoi les médicaments psychotropes continuent à exploser et imploser partout et sans la moindre pudeur dès lors qu'il s'agit d'un esprit humain défectueux ?

Les réponses données par les experts invités au congrès montrèrent l'enthousiasme et la sincérité d'une communauté de plus en plus préoccupée du fait de son incapacité à comprendre le cerveau, un organe beaucoup plus complexe et alambiqué qu'ils ne l'avaient imaginé.

En général, les découvertes qui ont eu le plus fort impact sur la vie des hommes sont le fruit d'expériences sordides : injection de cellules cancéreuses à des rats, manipulations sur le cœur de souris ou encore inoculation de substances chimiques favorisant le développement de plusieurs maladies chez un même rongeur.

Or difficile d'inoculer une maladie psychique. Les approches scientifiques traditionnelles étaient totalement exclues. En effet, comment transmettre une dépression à une souris ou une anxiété à un rat ? Comment rendre un cochon d'Inde bipolaire ? Et plus excitant encore, comment faire sombrer le cerveau d'un animal de laboratoire dans la maladie d'Alzheimer ?

C'est ce qu'ont tenté de faire les chercheurs sur des souris transgéniques (une souris dont on a modifié le génome en introduisant un ou plusieurs gènes) et des souris *knock-out* (souris chez lesquelles un gène a été invalidé ou plus précisément rendu inactif). Or les chercheurs se trouvèrent confrontés à un défi de taille du fait du manque de concordance entre les essais précliniques réalisés sur les animaux de laboratoire et les essais cliniques menés sur les humains.

Les experts étaient pratiquement unanimes pour dire que les difficultés rencontrées avec les médicaments psychotropes étaient en partie dues au fait qu'ils ne pouvaient pas être testés sur les animaux.

Mais les difficultés ne se limitaient pas à cela. En effet, les maladies du cerveau – qu'elles soient graves, agressives, s'accompagnent de pertes de mémoire ou non – sont totalement hétérogènes, ne présentent pas les mêmes caractéristiques, n'évoluent pas de la même manière et n'ont pas les mêmes conséquences. Comme le dit le Dr Husseini Manji en poste au service Recherche et Développement de la société Janssen et ex-chef du Laboratoire de physiopathologie moléculaire et de thérapeutique expérimentale du National Health Institutes : « Le Manuel diagnostic et statistique des troubles mentaux (4e édition) repose sur une multitude de symptômes et caractéristiques observés lors d'essais cliniques qui ne décrivent pas nécessairement des troubles homogènes mais qui sont plutôt le reflet de l'aboutissement commun de différents processus physiopathologiques impliquant des facteurs génétiques et environnementaux. »

Par exemple, tous les foies naissent égaux et, lorsqu'ils sont touchés par une cirrhose, ils présentent presque tous la même dégénérescence des tissus. Les cerveaux, quant à eux, ne sont pas tous égaux sur le plan fonctionnel et toutes les maladies cérébrales ne correspondent pas à une seule et même pathologie. La dépression se manifeste par une multitude de symptômes qui varient d'une personne à l'autre et qui nécessitent différents traitements. La dépression est la combinaison de plusieurs états pathologiques.

Parkinson et Alzheimer

La dépression, la maladie d'Alzheimer et la schizophrénie sont rarement des loups solitaires et, si ces maladies ne chassent pas toujours en bande, elles semblent toutefois marcher les unes sur les traces des autres.

L'exemple qui illustre le mieux ce constat est la maladie de Parkinson qui s'accompagne généralement de certaines formes de démence, ce qui a poussé les chercheurs à donner le nom générique de *syndrome parkinsonien* à un certain nombre de maladies. Si la maladie de Parkinson, le principal syndrome parkinsonien, se caractérise par des tremblements au repos, une akinésie (lenteur à initier un mouvement), une bradykinésie (lenteur à exécuter un mouvement) et une hypokinésie (diminution de l'amplitude d'un mouvement), on regroupe sous le terme *Parkinson plus* les troubles s'accompagnant d'une faiblesse motrice, d'une instabilité et d'une démence mais ne présentant pas de tremblements, la marque de fabrique de la maladie de Parkinson.

En fait, vu le nombre de points communs entre la maladie de Parkinson et la maladie d'Alzheimer, il était évident que leurs destinées finiraient par être liées.

Les chances de trouver un diagnostic tissulaire pour les maladies touchant le cerveau sont encore plus minces que les chances de trouver une aiguille dans une botte de foin. Comme le souligne David Diamond, globalement, toutes les maladies du cerveau ne peuvent qu'être diagnostiquées de manière subjective par le biais de tests comportementaux, et non par des marqueurs apparaissant sur une feuille d'analyses et c'est bien là que le bât blesse.

On a beaucoup parlé de nombreuses recherches sur les interactions ligand-récepteur. Les ligands, c'est-à-dire les médicaments qui, comme le Prozac et le Cymbalta, ciblent des neurotransmetteurs pour améliorer l'humeur, ont été la seule et unique obsession des entreprises pharmaceutiques pendant plusieurs décennies, leur laissant peu de temps et de moyens pour comprendre et explorer d'autres domaines comme la pharmacologie moléculaire et la psychiatrie biologique ou biopsychiatrie. Inévitablement, cette politique a débouché sur une kyrielle de médicaments destinés à atténuer les signes et les symptômes dus à un cerveau malade que l'on ne savait pas soigner.

Le cas de mon beau-père, Prasenjit Chaudhuri, illustre on ne peut mieux les ravages que peuvent faire les médicaments. Cet homme d'une grande intelligence a toujours lu tout ce qui lui tombait sous la main et s'est passionné pour tous les sujets, notamment la philosophie et la politique. Veillant à sa santé, il ne fit jamais le moindre excès.

Alors qu'il venait de fêter ses 80 ans, il remarqua que sa démarche était plus lente. Il avait l'impression de traîner les pieds. Au cours des semaines qui suivirent, il eut de plus en plus de mal à se lever de sa chaise ou de son fauteuil jusqu'au jour où il n'arriva plus à se mettre debout sans l'aide de quelqu'un. Ayant tendance à perdre l'équilibre quand il marchait, il se déplaçait à tout petits pas. Il se sentait affaibli et, dans certaines situations, il avait l'impression que son corps se raidissait. En revanche, il n'avait aucun tremblement. Le neurologue qui l'examina le mit sous Lévodopa-Carbidopa, le traitement par excellence pour traiter la maladie de Parkinson.

Le traitement n'ayant aucun effet salutaire, mon beau-père fut de plus en plus préoccupé par son état. La mélancolie s'installa. Il se replia sur lui-même. Il parlait de moins en moins. C'est à ce stade qu'un psychiatre entra en scène. Au test de Folstein, mon beau-père obtint un score de 20 sur 30 laissant entrevoir une *possible* maladie d'Alzheimer. Le médecin prescrivit du Donépézil auquel vint rapidement s'ajouter un antidépresseur. Aucun effet. Mon beau-père semblait vivre dans un autre monde. Pour diminuer son anxiété qui ne cessait de croître, le médecin prescrivit du Lorazépam – de la famille des benzodiazépines.

Sous l'effet de ces quatre médicaments supposés *soigner la tête*, mon beau-père passait des larmes à la colère, voire n'exprimait aucun sentiment. Hospitalisé, il passa entre les mains de toute une armée de médecins. À chacun son diagnostic et son traitement. Certains des médicaments prescrits par le psychiatre furent arrêtés et remplacés par d'autres. Un ou deux jours plus tard, mon beau-père commença à avoir des hallucinations, de temps à autre, puis de plus en plus souvent jusqu'à ce que sa vie ne soit plus qu'un mélange d'images réelles et imaginaires.

Il fallut se rendre à l'évidence, le vieil homme souffrait des effets d'un arrêt brutal de médicaments. Un vent de panique souffla et les médecins décidèrent sans plus attendre de le remettre sous Lorazépam. *A priori*, mon beau-père ne souffrait pas de la maladie d'Alzheimer. Le Donépézil fut donc arrêté alors que la dose d'antidépresseur était diminuée.

Son état de santé étant stationnaire, le vieil homme put regagner son domicile et s'adonner de nouveau à ce qu'il avait toujours aimé, à savoir la méditation qui, selon lui, lui permettait d'avoir l'esprit en paix. Aujourd'hui, il va bien. Aucun diagnostic précis n'a jamais pu être posé mais, ce que nous savons avec certitude, c'est que grâce aux deux médicaments qu'il prend au quotidien, les symptômes n'ont pas réapparu. J'ai été ravi d'apprendre qu'il était en train de relire *Hamlet* et qu'il appréciait toujours autant cette pièce.

La résistance et les maladies mentales

Pour mieux comprendre le rôle que peuvent avoir les médicaments sur les maladies mentales, je vous propose de nous pencher sur les travaux du Dr Alison Little de l'université de la santé et des sciences de l'Oregon à Portland. En 2009, le Dr Little publia dans la revue médicale *American Family Physician* des statistiques importantes mais dérangeantes.

Alors que l'on comprend de mieux en mieux cette maladie longue et pernicieuse qu'est **la dépression**, seulement 60 % des personnes souffrant de dépression sur le sol nord-américain suivent un traitement. Selon la Haute Autorité de Santé (HAS), en France, environ 40 % des personnes souffrant de dépression n'ont aucun traitement. En effet, les médecins traitants qui, généralement, sont les premiers, voire les seuls praticiens que les malades consultent, ne détectent une dépression que dans un cas sur trois ou, au mieux, un cas sur deux. Lorsqu'on sait qu'en moyenne la dépression se déclare vers 30 ans, avec une prévalence sur la vie entière de 13 %, on ne peut que s'inquiéter du pourcentage élevé de personnes non diagnostiquées.

Pour compliquer un peu plus les choses, malgré le volume d'antidépresseurs produit par les entreprises pharmaceutiques au cours des vingt dernières années, entre un et deux tiers des patients ne tirent aucun effet bénéfique de leur traitement initial et entre 15 et 33 % ne notent aucune amélioration lorsque le traitement est modifié.

Le constat est à peu près le même pour **la schizophrénie**.

Et comme pour la dépression, une nouvelle nomenclature a fait son apparition : la schizophrénie résistante au traitement. Pourquoi ? Ce n'est pas difficile à deviner. *Grosso modo*, comme pour la dépression, et malgré tous les progrès thérapeutiques, notamment l'arrivée de la clozapine et autres médicaments antipsychotiques de deuxième génération, la schizophrénie réfractaire, comme on l'appelle aussi, progresse inexorablement.

Helio Elkis de l'Institut de psychiatrie HC-FMUSP de São Paulo (Brésil) et Peter F. Buckley de la faculté de médecine de Géorgie ont voulu en savoir plus sur la schizophrénie résistante au traitement. Les résultats de leurs recherches publiés en 2016 dans la revue médicale *Psychiatric Clinics of North America* mettent l'accent sur les mécanismes neurochimiques à l'origine des résistances auxquelles nous sommes confrontés aujourd'hui, notamment sur le rôle de deux neurotransmetteurs, la dopamine et la glutamine. En effet, l'imagerie neurologique montre une réduction du volume du cortex préfrontal plus importante chez les patients souffrant d'une schizophrénie réfractaire que chez les individus non touchés par la maladie.

Comme on pouvait s'y attendre, rien, pas même la coprescription de médicaments antipsychotiques, n'est venu à bout de la résistance aux traitements. Peut-on néanmoins espérer une issue heureuse ? Oui, si l'on en croit les auteurs de l'article qui mettent tous leurs espoirs dans des stratégies autres que pharmacologiques comme la stimulation magnétique transcrânienne ou l'électroconvulsivothérapie plus connue sous le nom d'électrochocs.

Dans un dernier effort surhumain pour franchir la dernière ligne, les chercheurs se sont tournés vers les gènes espérant ainsi pouvoir comprendre pourquoi certains médicaments donnent les effets désirés et d'autres non. Ils ont décortiqué les mutations génétiques les unes après les autres pour tenter de comprendre le fonctionnement des drogues récalcitrantes. Cette approche n'est pas une nouveauté dans la mesure où nombre de chercheurs avaient déjà étudié les mutations pour contrer les résistances à certains antibiotiques ou substances chimiques utilisées dans les chimiothérapies.

Appelé *pharmacogénomique*, ce domaine s'est rapidement propagé pour venir en aide aux victimes des antidépresseurs et antipsychotiques. Il suffit d'un simple échantillon de salive ou d'un prélèvement de sang pour identifier et analyser les gènes responsables de la résistance à un traitement donné. Or si, de loin, tout paraissait facile, la réalité s'est révélée tout autre.

En effet, il n'existe pas une analyse génétique spécifique pour une drogue donnée mais un nombre infini de permutations et de combinaisons à prendre en considération. Imaginez la confusion due, d'une part, au nombre de gènes à prendre en considération et, d'autre part, à la particularité et au comportement de chaque gène.

Alors que les généticiens perçaient peu à peu le secret des gènes, nous nous demandions *où tout cela mènerait...*

La cartographie et le séquençage du génome ont remis en question la manière dont on considérait les maladies. Nous avons pris conscience des préliminaires et des interactions entre les gènes et l'environnement. Nous savons aujourd'hui que ce n'est pas la maladie mais la composition génétique propre à chaque individu qui dictera l'apparition et la manière dont évoluera une souffrance. Tout comme les maladies, les médicaments n'ont pas tous les mêmes effets sur les individus.

Par exemple, la dépression de John est différente de la dépression de Jill et le Prozac n'aura pas les mêmes effets sur John et sur Jill. Partie visible de l'iceberg ou bouche d'un volcan, peu importe le nom qu'on lui donne, le fait est que nous ne savons toujours pas ce qui se trouve sous l'écorce de notre existence génétique.

La maladie d'Alzheimer et les médicaments : la tragédie qui se joue devant nous

En ce qui concerne la démence de type Alzheimer, nous ressemblons tous un peu aux cinq hommes sages et aveugles qui, pour savoir à quoi ressemblait un éléphant, s'approchèrent et touchèrent l'animal. Chacun mettant la main sur une partie différente du corps de l'animal, ils comparèrent l'éléphant à cinq choses différentes. Les théories avancées quant à la genèse de la maladie d'Alzheimer sont un peu comme la queue, la trompe, l'oreille, le ventre ou la défense de l'éléphant que les aveugles prirent respectivement pour une corde, une branche, un éventail, un mur et une pipe. Parmi les innombrables théories visant à rationaliser les égarements de l'esprit humain – certaines presque romantiques et d'autres plus qu'extrémistes –, deux semblaient vraisemblables, non pas qu'elles donnent une définition précise de la maladie – loin de là –, mais parce qu'elles mettaient à jour des petites portions du processus.

Comme toujours, les chercheurs voulurent trouver le médicament capable d'arrêter le processus. Ils firent un véritable travail de fourmis en suivant précisément le chemin emprunté par la maladie, soit exactement ce qu'ils avaient fait pour les antihypertenseurs contre l'hypertension artérielle et la chimiothérapie contre les cancers. Cette approche étant gravée dans le marbre, il semblait normal qu'elle s'applique aux médicaments permettant de lutter contre la maladie d'Alzheimer. Or, dans la mesure où nul n'avait découvert le processus conduisant à la maladie d'Alzheimer, comment savoir vers quels médicaments se tourner ?

Sous l'égide des grandes puissances pharmaceutiques, quatre inhibiteurs de l'acétylcholinestérase virent le jour.

- En un, la **tacrine**. Adrian Albert, diplômé de l'université de Sydney fut le premier à utiliser ce médicament comme antiseptique en 1940. Dans les années 1970, William Summers prescrivit de la tacrine à des patients tombés dans le coma ou souffrant de délire suite à une overdose. Il fut probablement influencé par Peter Davies qui, à l'époque, faisait des recherches sur la maladie d'Alzheimer en Angleterre. Dix ans plus tard, entre 1981 et 1986, Summers, avec une équipe de l'université de Californie à Los Angeles (UCLA) dirigée par Art Kling, entreprit de démontrer l'utilité de la tacrine chez les patients touchés par la maladie d'Alzheimer. Le produit fut commercialisé sous le nom de Cognex. Bien qu'ayant été approuvé par la *Food and Drug Administration*, le médicament eut une vie relativement courte, nombre de patients traités ayant développé une hépatite toxique (inflammation du foie due à la toxicité du médicament) et nombre d'autres troubles gastro-intestinaux. En France, le médicament fut retiré du marché en 2004 pour ses effets indésirables dans un cas sur deux.
- En deux, le **donépézil** qui, en 1983, avait mobilisé les chercheurs de la compagnie Esai – laboratoire pharmaceutique japonais dont le siège social est implanté à Tokyo – sous la supervision du chimiste et pharmacologiste Hachiro Sugimoto. En 1996, après avoir reçu l'approbation de la FDA, la société pharmaceutique américaine multimilliardaire Pfizer commercialisa le produit sous le nom de Aricept. Rapidement considéré dans le monde entier comme la star des médicaments, l'Aricept se retrouva bientôt dans le cerveau de pratiquement tous les individus touchés par

la maladie d'Alzheimer. Les effets du médicament furent étudiés lors d'un essai randomisé en double aveugle – ni les chercheurs ni les volontaires testés ne savaient à qui était administré le médicament – mené sur une période de vingt-quatre semaines. Tous les tests d'évaluation cognitive – test de Folstein, échelle d'évaluation de la démence Blessed, sous-échelle ADAS-cog (*Alzheimer Disease Assessment Scale*) et échelle CGIC (*Clinician's Global Impression of Change*) – montrèrent une nette amélioration des fonctions cognitives chez les sujets ayant pris de l'Aricept.

Ces résultats furent confirmés par une étude de plus grande ampleur menée sur 566 patients hospitalisés dans des instituts spécialisés pour des troubles légers à modérés de la maladie d'Alzheimer. En effet, les personnes traitées par donépézil obtinrent 0,8 point de plus au test de Folstein que les sujets ayant pris un placebo, soit une légère mais significative amélioration des facultés cognitives.

Mais l'euphorie qui s'était emparée du monde médical allait être de courte durée. Suite à la première étude de vingt-quatre semaines, les chercheurs administrèrent pendant six semaines un placebo à des volontaires (six semaines sont la durée nécessaire pour diminuer progressivement un médicament jusqu'à l'arrêt total), l'objectif étant de voir si le donépézil avait un effet sur l'évolution même de la maladie. Et là, stupeur. Les bienfaits constatés lors des tests d'évaluation avaient totalement disparu, ce qui laissait supposer que le médicament n'avait aucun effet sur les causes sous-jacentes de la maladie. Plus inquiétant encore, si les chercheurs n'observèrent globalement aucune différence notoire quant aux facultés cognitives, chez les sujets ayant pris la plus forte dose de médicament, les effets indésirables – nausée, vomissements, diarrhée, ralentissement du rythme cardiaque, voire, chez certains individus, une syncope – étaient quant à eux plus marqués.

• En trois, la **rivastigmine**. Malgré ces résultats peu encourageants, le laboratoire Novartis Pharmaceuticals mit au point un autre inhibiteur de l'acétylcholinestérase, la rivastigmine, commercialisée sous le nom d'Exelon après avoir été approuvée par la FDA. Initialement mis au point par Marta Weinstock-Rosin du département de pharmacologie de l'université hébraïque de Jérusalem, le médicament fut commercialisé en 1997 sous une forme liquide et en gélules. L'Exelon présente les mêmes effets bénéfiques mais aussi les mêmes effets indésirables que l'Aricept.

Afin de minimiser les effets indésirables – nausée, vomissements et diarrhée –, les chercheurs réussirent à proposer le médicament sous la forme d'un dispositif transdermique. Or, les bienfaits sur le long terme du timbre ne furent pas probants.

• Et en quatre, la **galantamine**. Approuvée par la FDA, la galantamine apparut sur le marché en 2001, soit près de cinquante ans après que les travaux des pharmacologues russes, M. D Mashkovsky et R. P. Kruglikova-Lvova ont mis en évidence les propriétés de cet inhibiteur de l'acétylcholinestérase. Connu dans un premier temps sous le nom de Reminyl, le médicament est aujourd'hui commercialisé aux États-Unis sous le nom de Razadyne. Si le médicament présente les mêmes effets qu'Aricept et Exelon, il leur a volé la vedette mais pour une raison dont on se serait bien passé. En effet, une étude a montré une augmentation du risque de mortalité chez les sujets souffrant d'un déficit cognitif léger, sous Razadyne.

Avec des effets indésirables moindres et des effets bénéfiques comparables, le donépézil s'est imposé sur le marché comme le médicament à privilégier dans les formes légères à modérément sévères d'une démence de type Alzheimer, aucun bienfait n'ayant été prouvé dans les formes sévères. Il est, par ailleurs, important de souligner que, chez les sujets souffrant d'un déficit cognitif léger considéré comme signe annonciateur d'une maladie d'Alzheimer, aucun des médicaments présentés ci-dessus n'a eu, à ce jour, d'effets salutaires.

Le fait de ne pouvoir proposer de traitement aux malades souffrant de troubles sévères est, pour la communauté médicale internationale, une véritable tragédie.

Soulager certains symptômes mais ne pas pouvoir prévenir ou guérir la maladie d'Alzheimer est une cruelle réalité pour les malades. Mais, par habitude et peut-être poussés par un sentiment de culpabilité, nous continuons à prescrire ces inhibiteurs de la cholinestérase.

Avec la **mémantine**, les chercheurs empruntèrent une autre voie. Le glutamate avait été identifié comme étant un acide aminé excitateur présent dans l'hippocampe, aire cérébrale jouant un rôle primordial dans la mémoire. Les chercheurs ont découvert que le glutamate active un récepteur appelé NMDA (N-Méthyl-D-Asparate), responsable de la mémorisation et de l'apprentissage. Une hyperactivation étant délétère pour les nerfs, il était important de trouver un antagoniste pour contrer toute excitation excessive. Or, il s'avéra que la mémantine avait toutes les qualités pour jouer ce rôle. Pompeusement baptisé *agent neuroprotecteur*, la mémantine fut commercialisée sous le nom Namenda aux États-Unis et Exiba en France.

> La mémantine est un autre exemple de *sérendipité*. En effet, avant d'être considérée comme un agent neuroprotecteur, la mémantine fut classée dans la catégorie des antidiabétiques et commercialisée comme tel par Eli Lilly and Company en 1968. Ses effets étant quasi nuls, la mémantine repartit sur la paillasse des chercheurs.
>
> Plus de vingt ans après, la société allemande Merz Pharma mit en évidence les effets bénéfiques sur le cerveau de la mémantine qui fut remise en circulation mais cette fois, comme médicament pouvant préserver le cerveau de la démence. Il fallut moins d'une décennie pour que l'Américain Forest Laboratories et l'Allemand Merz s'allient pour lancer sur le marché le Namenda, le médicament miracle que tout le monde attendait.

Inutile de dire que l'espoir fondit comme neige au soleil, le médicament n'ayant quasiment aucun effet sur les formes sévères de démence. Qui plus est, les bienfaits – quand il y en avait – sur les formes légères d'une démence de type Alzheimer étaient minimes alors que plusieurs effets indésirables étaient observés avec en premier lieu des vertiges mais aussi une confusion mentale, des hallucinations et, dans certains cas, une agitation, voire un comportement délirant chez les sujets atteints d'une démence de type Alzheimer.

En 2008, une analyse systémique réalisée par des experts arrivait à la conclusion suivante : « la mémantine augmente les facultés cognitives et l'évaluation globale de la démence mais avec des effets mineurs non significatifs sur le plan clinique. Une amélioration, entre autres de la qualité de vie, est supposée mais non prouvée. »

En 2016, la Haute Autorité de Santé s'est prononcée en faveur du déremboursement des médicaments Aricept, Exelon, Reminyl et Exiba du fait de leur effet thérapeutique faible. Fin mai 2018, le ministère de la Santé annonçait que les quatre médicaments ainsi que leurs génériques ne seraient plus remboursés par la Caisse Primaire d'Assurance Maladie.

Des questions sans réponses continuèrent d'affluer : sur le long terme, le traitement est-il bénéfique aux sujets souffrant d'une démence de type Alzheimer légère ? Le médicament protège-t-il réellement le cerveau ? Si oui, quelles en sont les manifestations ? L'apparition d'effets dus à une toxicité est-elle observée lorsque le médicament est administré à plus grande échelle ?

Pratiquement tous les experts s'accordèrent sur un point : traiter une personne avec du Namenda est une décision qui repose sur l'état de santé du patient, la concertation patient/médecin/famille, la tolérance du médicament par le patient et le coût engendré. Autrement dit, avant de prescrire le médicament, il faut peser le pour et le contre.

Dans un marché incertain et instable, les imaginations les plus fertiles s'en donnèrent à cœur joie et une multitude de stratégies tant pour traiter que prévenir la démence de type Alzheimer surgirent de partout tels des rats prenant possession d'un immeuble abandonné. Toutes reposaient sur de vraies convictions mais n'étaient guère crédibles.

Néanmoins, il y eut beaucoup de tapage autour de chacune d'elles, avec comme finalité de mettre fin au malheur et à la détresse d'hommes et de femmes en proie à une maladie bien déterminée à détruire leur cerveau. Il serait futile et redondant de vous les présenter une à une ; c'est pourquoi j'ai sélectionné trois exemples non pas parce qu'après avoir été acclamés, ils se révélèrent être un véritable fiasco mais parce qu'ils illustrent parfaitement l'audace avec laquelle ils revendiquèrent leur part de célébrité.

La vitamine E et la sélégiline

Vitamine liposoluble, antioxydant, disponible en vente libre, trois facteurs qui font de la vitamine E un produit vers lequel on se tourne aisément. Persuadés que le stress oxydatif peut accélérer l'apparition et le développement de la maladie d'Alzheimer, des chercheurs du département de neurologie de la faculté de médecine de l'université de Columbia ont mené une étude randomisée en double aveugle et contre placebo sur des patients atteints d'une forme modérée de la maladie d'Alzheimer répartis dans 231 centres spécialisés. Pendant deux ans, les patients divisés en quatre groupes ont pris soit de la sélégiline supposée retarder le développement de la maladie (la sélégiline est principalement utilisée pour traiter la maladie de Parkinson), soit de l'alpha-tocophérol (vitamine E, à raison de 2000 UI par jour), soit de la sélégiline et de l'alpha-tocophérol, soit un placebo. Pour évaluer l'efficacité des produits, les chercheurs se focalisèrent dans un premier temps sur l'intervalle entre la prise du médicament et l'apparition d'un des résultats suivants :

- le décès,
- le placement dans un établissement spécialisé,
- la perte de la capacité à effectuer des activités de la vie quotidienne,
- la progression vers une démence sévère.

Les chercheurs observèrent un ralentissement de la progression de la maladie chez les sujets auxquels avait été administrée de la vitamine E mais pas chez les malades ayant pris de la sélégiline ou un placebo. Toutefois, un nombre de tests cognitifs – test de Folstein et sous-échelle ADAS-cog (*Alzheimer Disease Assessment Scale*) entre autres – pratiqués à intervalles réguliers ne montrèrent aucune différence entre les quatre groupes.

Les chiffres donnèrent lieu à une interprétation qui laisse penser que les chercheurs qui la firent étaient, au mieux, ridicules, nerveux et désespérés. Ci-dessous, la durée moyenne avant l'apparition de l'un ou l'autre des quatre résultats :

- sélégiline (655 jours)
- vitamine E (670 jours)
- vitamine E et sélégiline (585 jours)
- placebo (440 jours)

Bien évidemment, les chercheurs soulignèrent la progression plus lente observée chez les sujets ayant pris de la vitamine E qui, d'un seul coup, devint l'ange gardien des sujets Alzheimer. Ils se réjouirent également que les résultats obtenus avec la sélégiline soient supérieurs aux résultats obtenus avec le groupe ayant pris un placebo.

En revanche, le résultat obtenu chez les sujets ayant bénéficié de l'association sélégiline et vitamine E les laissèrent cois et totalement désarmés. Si individuellement, la sélégiline et la vitamine E faisaient figure de champions en ralentissant la progression de la maladie, pourquoi leurs effets n'étaient-ils pas cumulatifs ? Comme le montre la déclaration ci-après, les chercheurs n'avaient aucune explication scientifique à donner :

> « L'absence d'effet cumulatif peut s'expliquer de différentes manières. Les deux agents produisent *peut-être* les mêmes effets du fait d'un même mécanisme, chacun d'eux produisant un bienfait maximal. Autre option possible, chaque agent produit *peut-être* ses effets via un mécanisme spécifique mais la maladie est *peut-être* suffisamment grave pour qu'aucun effet bénéfique soit observé. Et enfin, l'un des agents interfère *peut-être* avec

> l'absorption ou le métabolisme de l'autre, rendant impossible la cumulation des effets de l'un et de l'autre. »

Quant au mécanisme, les chercheurs ne trouvèrent aucune explication *scientifique* :

> « On ne peut qu'*émettre des hypothèses* quant au mécanisme à l'origine de l'effet produit. La sélégiline stimule *peut-être* le fonctionnement des neurones de la substance noire (*substantia nigra*) et prolonge leur survie en inhibant la désamination oxydative. L'alpha-tocophérol produit *peut-être* le même bienfait, ce qui rend impossible l'observation d'un effet cumulatif chez les sujets traités à la fois par sélégiline et vitamine E. »

Le *New England Journal of Medicine*, considéré comme la Bible scientifique, passa outre tous les *peut-être* et publia l'étude.

Les médicaments anti-inflammatoires

Essentiellement sous la forme d'antalgiques disponibles en vente libre, les anti-inflammatoires sont la solution la plus simple pour le quidam qui souffre et veut être rapidement soulagé. Une solution séduisante dans la mesure où toutes les maladies semblent liées à une inflammation. Conclusion – certes hâtive : les anti-inflammatoires peuvent être administrés aux sujets souffrant de la maladie d'Alzheimer. Et c'est ainsi qu'on trouve dans nos armoires à pharmacie toute la gamme d'anti-inflammatoires, dont le naproxène et l'aspirine.

Dans ce domaine, ce sont les chercheurs hollandais qui se sont illustrés. Dans l'Étude de Rotterdam de 1998, conduite par le département d'épidémiologie et de biostatique de la faculté de médecine de l'université Erasmus de Rotterdam, des rapports sans grand intérêt ont montré que l'utilisation de médicaments anti-inflammatoires non stéroïdiens (AINS) pouvait diminuer le risque de développer la maladie d'Alzheimer. Les chercheurs ont étudié chez des sujets âgés la relation de cause à effet entre l'utilisation de AINS et le risque de développer la maladie d'Alzheimer.

L'étude a montré que les personnes ayant recours à des anti-inflammatoires non stéroïdiens avaient moins de risques de développer la maladie d'Alzheimer que les personnes n'en prenant pas. On vit alors des hommes et des femmes souffrant d'arthrite ou touchés par la maladie d'Alzheimer avaler des antalgiques dans le seul but de guérir leurs maux. Mais il fallut se rendre à l'évidence, le travail des chercheurs hollandais était purement et simplement une étude épidémiologique dont les résultats demandaient à être confirmés par des essais cliniques.

Quatre ans plus tard, une étude en double aveugle contre placebo porta sur l'association diclofénac (anti-inflammatoire non stéroïdien) et misoprostol (anti-ulcéreux) chez des patients atteints d'une forme de maladie d'Alzheimer légère à modérée. Menée par des chercheurs australiens du département de pharmacologie clinique à l'hôpital St-Vincent de Melbourne, l'étude qui dura vingt-cinq semaines, porta sur quarante et un patients atteints d'une forme légère à modérée de la maladie d'Alzheimer. Les résultats furent en totale contradiction avec les résultats de l'étude hollandaise, ne montrant aucun effet bénéfique significatif des AINS chez les sujets traités contre la maladie d'Alzheimer. Deux ans plus tard, une seconde étude confirma les résultats de l'étude australienne, mettant fin une fois pour toutes à tout ce qui avait pu être dit sur les effets salutaires des antalgiques chez les patients frappés par la maladie d'Alzheimer. Qu'on se le dise, les médicaments anti-inflammatoires ne sont pas capables de régénérer un cerveau qui se meurt. Pire encore, ils peuvent aggraver la situation en causant des ulcères.

Aujourd'hui, nous sommes dans un *no man's land* où sévissent des maladies dont nous essayons d'éliminer les signes et les symptômes à grand renfort de pilules. Et au milieu de tout cela, des patients en perdition, prisonniers de leurs propres émotions.

CHAPITRE 3

La méditation : la science derrière un art illimité

Confronté aux vicissitudes de la vie, l'esprit demeure inébranlé, sans tristesse, non souillé, rassuré ; c'est la plus grande richesse.
Siddhârtha Gautama

Roger Harper a toujours eu la bosse des maths. Cadre commercial dans une entreprise, il avait pour habitude de faire tous ses calculs de tête. À 63 ans, il commença à avoir du mal à faire les opérations les plus simples, ce qui l'inquiéta au plus haut point. Ses facultés n'ont pas décliné du jour au lendemain. Dans un premier temps, il mit ça sur le compte du stress dû à un agenda bien rempli. En espérant que les choses s'arrangeraient, il eut recours à des vitamines en vente libre. Mais, si un jour tout allait bien, le lendemain, il pouvait éprouver de réelles difficultés. Qui plus est, il suffisait qu'il soit sous l'emprise d'un stress pour que la situation empire. Jusqu'au jour où un collègue prononça les mots de « maladie d'Alzheimer ».

La première fois que je reçus Roger en consultation, il me dit qu'il était hors de question qu'il prenne des médicaments. Il s'était renseigné sur la maladie d'Alzheimer et il savait qu'on n'en guérissait pas. Je lui fis faire le test de Folstein qu'il réussit plutôt bien puisqu'il obtint un score de 26. Je lui ai donc certifié qu'il ne souffrait pas d'une démence de type Alzheimer tout en lui rappelant combien il était important d'être informé et de rester vigilant du fait des caprices de cette maladie. Roger se vanta d'être un homme intelligent et son comportement me fit dire qu'il était profondément perturbé. Il voulait que son problème soit réglé une fois pour toutes et le simple fait qu'il reconnaisse que quelque chose clochait me permit de lui proposer une approche alternative.

Je lui demandai donc s'il était prêt à se tourner vers la méditation.

Je fus quelque peu surpris de sa réponse. Il avait entendu parler des bienfaits de la méditation et avait même été tenté à un moment par cette pratique. Peut-être avait-il tout simplement besoin qu'un médecin, moi en l'occurrence, le pousse à le faire. Je l'ai donc adressé à un professionnel et, depuis deux ans, Roger s'adonne assidûment à la méditation. Il travaille toujours dans la même société, il est de nouveau très à l'aise avec les chiffres et, selon lui, il a trouvé l'équilibre et la confiance en soi qui, jusqu'alors, lui avaient toujours fait défaut.

Mettre à jour tout ce que je savais déjà

La méditation a toujours fait partie de ma vie. J'ai grandi en Inde et depuis ma plus tendre enfance, j'ai baigné dans cette pratique ancestrale. La méditation n'avait toutefois jamais eu beaucoup d'influence sur ma connaissance et ma compréhension des troubles cognitifs jusqu'au jour où, il y a vingt ans, elle a joué un rôle capital dans la vie de l'un de mes amis chez lequel la maladie d'Alzheimer venait d'apparaître.

De plusieurs années mon aîné, Neel Roy est un homme très cultivé dans de nombreux domaines, notamment la musique classique et la politique. Alors qu'il exerçait des missions d'audit à un poste élevé, il annonça à son entourage qu'il était en train de perdre la mémoire. Ce fut pour tout le monde un véritable choc. Neel semblait las et abattu, et, lorsqu'il aborda le sujet avec moi pour la première fois, je compris que ce problème le taraudait depuis déjà pas mal de temps.

« Est-ce que tu oublies des mots courants ? » lui ai-je demandé.

Je sortais tout juste de la faculté de médecine et je suivais à la lettre ce que l'on m'avait appris.

Il ne répondit pas tout de suite à ma question. Je laissai planer le silence qu'il finit par rompre.

« En fait, je ne trouve pas les bons mots. »

Il avait du mal à trouver le mot juste pour désigner un objet spécifique. Par exemple, les mots omelette, porridge, jus d'orange, pain et beurre, étaient remplacés par le mot générique – petit déjeuner. Personne ne s'était aperçu de ses lacunes car les termes qu'il utilisait étaient parfaitement appropriés. Lui qui avait toujours joué aux échecs et aimé la philosophie préférait maintenant regarder la télévision, une sorte de capitulation qui lui permettait de cacher ses déficiences et de préserver sa dignité. Neel était persuadé d'avoir la maladie d'Alzheimer qui avait à plusieurs reprises frappé des membres de sa famille.

Ce soir-là, je n'avais pas grand-chose de tangible à lui proposer.

« Il faut que tu fasses contrôler ta thyroïde… Attends un peu, c'est peut-être juste que tu es angoissé… Pourquoi ne prendrais-tu pas un cocktail de vitamines en vente libre ?… Tu n'aurais pas de problèmes dans ta vie privée ou au travail, par hasard ? »

Neel ne répondait pas. Soit il s'était déjà posé toutes ces questions, soit il me m'écoutait pas. Étant à court d'idées, je fis ce que tous les jeunes diplômés auraient fait à ma place : je lui ai conseillé de consulter un spécialiste. *Peut-être un neurologue ?* Neel se contenta de m'adresser un sourire avant de tourner les talons.

Afin d'en savoir plus sur le sujet, j'ai échangé avec des médecins expérimentés et j'ai repris mes livres de médecine, mais je n'étais guère plus avancé. Je n'ai rien trouvé quant à d'éventuels tests permettant de poser un diagnostic ou à de possibles traitements médicamenteux. Tout ce que j'ai lu sur le sujet était succinct, vague et ambigu. Je me trouvais face à un mur.

Quelques jours plus tard, j'ai téléphoné à Neel.

« Pourquoi n'essaierais-tu pas la méditation ?

— Pour quoi faire ?

— Eh bien, au pire, c'est un exercice de relaxation et au mieux, c'est une option autre que médicamenteuse qui a l'avantage de ne présenter aucun effet secondaire. »

Un mois plus tard, mon ami faisait sa première séance de méditation sous la supervision de l'un de ses amis. Comme conseillé, il prit une bougie et s'installa dans une pièce à l'abri du bruit. Dans un silence apaisant, il accomplit plusieurs cycles de méditation.

Aujourd'hui, soit vingt ans plus tard, Neel a presque 90 ans. Il se déplace avec un déambulateur mais il a toute sa tête. Il a l'esprit aussi vif et curieux qu'un adolescent.

Récemment, je lui ai téléphoné et lui ai demandé :

« Qu'est-ce que tu as mangé au petit déjeuner ? »

Sans la moindre hésitation, il m'a répondu :

« Du lait et des céréales avec une tartine de pain grillé. »

Les bienfaits du calme

Une extraordinaire étude commencée en 1986 dans le cadre idyllique de Mankato dans le Minnesota est toujours en cours. Sur la colline de Good Counsel, le couvent des Sœurs des écoles de Notre-Dame domine, majestueux et tranquille. Dans l'*Étude des nonnes* comme on l'appelle, des religieuses catholiques font don de leurs gènes à la recherche scientifique. Toutes ont accepté de se soumettre à une batterie de tests du style : de combien de mots écrits sur une carte se souviennent-elles plusieurs minutes après les avoir lus ; le nom de combien d'animaux sont-elles capables d'énumérer en une minute ou encore des exercices avec des pièces de monnaie. Les religieuses doivent également écrire un essai autobiographique lorsqu'elles prononcent leurs vœux. Lorsqu'une religieuse décède, son cerveau est prélevé puis envoyé dans un laboratoire pour y être analysé.

Ce qui rend cette étude si particulière, ce sont les similitudes entre toutes les volontaires. Les religieuses ont exactement le même mode de vie, ce qui exclut toute différence environnementale.

Aucune d'entre elles ne fume, ne boit ou n'a été enceinte. Toutes sont de race blanche et toutes ont été scolarisées dans de bons établissements. Plus important encore, toutes mangent la même chose dans la même cafétéria.

Un article publié dans la revue *The Journal of Personality and Social Psychology* arrive à la conclusion suivante : les religieuses qui avaient exprimé les émotions les plus positives dans leur autobiographie ont vécu beaucoup plus longtemps – certaines fois, dix ans de plus – que les religieuses ayant exprimé des émotions négatives.

« Je pense que l'*Étude des nonnes* est capitale dans la mesure où elle repose sur des informations obtenues auprès des religieuses avant qu'elles ne tombent malades », nous confie le Dr Robert P. Friedland, professeur de neurologie à l'université Case Reserve Western à Cleveland dans l'Ohio et auteur d'une étude montrant que les personnes touchées par la maladie d'Alzheimer étaient dans leur jeunesse moins actives intellectuellement et physiquement en dehors de leur activité professionnelle que les personnes n'ayant pas développé la maladie. « Plusieurs études dont l'*Étude des nonnes* nous ont appris que la maladie d'Alzheimer met plusieurs décennies à se développer et que cette maladie a des effets considérables sur tous les aspects de la vie d'une personne. »

Bien entendu, l'étude a soulevé nombre de questions.

Qu'entend-on exactement par « émotions positives » ?

Le Dr Richard Suzman, responsable du service Demography and Population Epidemiology du National Institute of Aging (Institut national du vieillissement) a voulu déterminer dans quelle mesure la nature même de la personne mais aussi les événements de la vie de chacun, les relations avec la famille, les amis, les enseignants et les semblables influencent les émotions positives.

Quant à moi, j'irais plus loin encore.

Les émotions positives sont-elles le principal facteur pouvant protéger de la démence ?

Nous avons déjà vu qu'un esprit curieux et toujours en ébullition n'est pas un gage de protection contre la démence. Le Dr Bharati Sharma, brillante obstétricienne et gynécologue, a sombré dans la démence. Même scénario pour ma grand-mère, universitaire et poétesse, qui partait de la maison et errait sans jamais être capable de retrouver son chemin. Devons-nous en conclure que la réponse à nos questions se trouve ailleurs ? À l'heure actuelle, impossible de l'affirmer. Mais, de plus en plus, tout laisse à penser que stimuler les facultés mentales, par exemple, en faisant des mots croisés ou en lisant des tonnes de livres d'histoire, ne prévient pas nécessairement l'apparition d'une démence.

En revanche, l'on a découvert – expériences à l'appui – que la méditation donne de meilleurs résultats avec des effets bénéfiques sur les zones cérébrales les plus profondes et par-delà des changements structurels et fonctionnels permettant effectivement de tenir à distance la maladie d'Alzheimer.

Et il ne s'agit pas simplement d'un sentiment de bien-être mais d'un facteur qui a été scientifiquement mesuré.

La méditation a parcouru beaucoup de chemin depuis les temps anciens où les sages vivant reclus au plus profond des forêts faisaient de cet art un mode de vie. Des enseignements de Bouddha aux laboratoires de recherche de la prestigieuse Ivy League, cette pratique a parcouru un voyage novateur prodiguant ses bienfaits. Les expériences scientifiques menées par des équipes de la Mayo Clinic, de l'université Johns-Hopkins, de la faculté de médecine de Harvard et bien d'autres établissements dans le monde entier sont autant de témoignages et de reconnaissances du potentiel illimité de la méditation.

Comme je l'ai déjà dit, pour être validée, une découverte médicale doit reposer sur des études rigoureuses et des résultats scientifiquement prouvés. Rien n'est normalisé en l'absence de données tangibles qui ont été obtenues grâce à un protocole de recherche précisément défini. Une hypothèse est émise, le médicament supposé avoir des bienfaits et un placebo sont administrés pour le premier à un groupe dit « expérimental » et pour le second à un groupe dit « de contrôle », les effets des deux produits étant ensuite comparés. Si les études montrent par le biais d'une analyse statistique des bienfaits significatifs, le médicament fera l'objet d'autres études avant de pouvoir être considéré comme ayant des vertus thérapeutiques avérées.

Assez curieusement, si l'on considère ses origines philosophiques, la méditation a suivi le même chemin. On ne peut ignorer les articles au titre racoleur émanant de différentes universités dont un grand nombre a été publié dans des revues scientifiques.

De plus en plus, la méditation est aujourd'hui reconnue comme un outil permettant de gérer divers maux psychiques et, plus particulièrement, de soigner les esprits touchés par le stress, la dépression, la perte de mémoire et autres troubles ayant des répercussions sur le comportement.

Qu'est-ce que la méditation ?

En 1893, alors qu'il participait à une conférence à Chicago, Swami Vivekananda, considéré comme le premier à avoir prêché et fait connaître la méditation et le yoga en Occident, déclarait : la méditation est « l'état suprême de l'être ».

Alors que les neuroscientifiques portaient un regard narquois sur cette idée qui ne tarda pas à se répandre, les cliniciens plus pragmatiques incluaient la méditation dans un large éventail de pratiques supposées favoriser la relaxation et une sensation de bien-être intense.

Malgré des changements de noms et des points de vue qui, au fil du temps, ont évolué, deux types de méditation ont toujours été mis en avant : la **méditation avec attention ouverte** et la **méditation avec attention focalisée**.

On appelle **méditation de pleine conscience** la méditation avec attention ouverte (contemplation) et **méditation transcendantale** la méditation avec attention focalisée (concentration). Pour faire simple, la méditation de pleine conscience repose sur une prise de conscience du moment présent, sans stress et sans jugement, alors que la méditation avec attention focalisée implique un contrôle volontaire de l'attention concentrée sur un support choisi pendant une certaine durée.

L'un comme l'autre, ces deux types de méditation ont fait l'objet d'études cliniques rigoureuses. L'une des techniques de méditation les plus étudiées repose sur le concept de la pleine conscience. Pratique bouddhiste ancestrale, elle implique que le méditant soit attentif à sa respiration ou à une partie de son corps sans porter de jugement sur les pensées qui encombrent son esprit. La méditation de pleine conscience en particulier permet à une personne de rester *au-dessus* de la marée émotionnelle qui nous submerge au quotidien. Grâce à cette pratique consciente, l'esprit est préparé afin de ne pas tomber dans les modes de comportement habituels autodestructifs.

Intéressons-nous maintenant aux concepts philosophiques derrière les différents types de méditation et leurs bienfaits sur un esprit ayant besoin d'être aidé et guidé.

La méditation de pleine conscience : la philosophie derrière cette pratique

Vouloir disséquer le terme *méditation de pleine conscience* afin de définir chaque mot pris individuellement revient ni plus ni moins à vouloir briser la moelle épinière. L'aisance avec laquelle les mots *méditation et pleine conscience* se marient fait douter de la profondeur du concept.

Or, sur le plan spirituel, les deux mots ne peuvent être de concert que si le sens propre à chacun est compris.

Alors, qu'est-ce donc que la pleine conscience ? Très souvent, la traduction appauvrit l'original. Un écrit prodigieux, une nouvelle sublime souffrent à chaque fois qu'ils sont produits dans une autre langue. Tagore, Maupassant ou Tolstoï, quel que soit l'auteur du texte, la *beauté de l'écrit* se fane à chaque fois que l'on met d'autres mots sur l'expression originelle. Or seule la traduction permet aux mots de voyager. Sans la traduction, Tagore n'aurait été connu qu'à Shantiniketan, Maupassant à Tourville-sur-Arcques et Tolstoï à Toula en Russie. On ne peut donc qu'ovationner celles et ceux qui ont traduit leurs œuvres.

De même, on ne peut que saluer le travail de T. W. Rhys Davids. Né en Angleterre en 1843, Rhys Davids est le fils aîné d'un pasteur congrégationaliste gallois. Il étudia le sanskrit auprès d'Adolf Friedrich Stenzler, éminent professeur à l'université de Breslau en Prusse. Professeur de pâli[7] à l'université de Londres, Rhys Davids fonde la *Pali Text Society* en 1881 et est considéré comme l'un des premiers traducteurs des tout premiers textes bouddhistes.

Le mot anglais *mindfulness* signifiant *pleine conscience* serait né sous sa plume, traduction du mot pâli *sati* qui, aux yeux d'une multitude d'universitaires, n'avait pas toujours la même définition, passant de *possédant une bonne mémoire* à *plein d'attention, attentif, réfléchi* ou encore *prendre conscience*. En 2011, l'*Oxford English Dictionary* en ligne définit le terme *mindfulness* comme étant *un état méditatif qui consiste en une attention totalement portée sur le moment présent.*

Smirti, mot sanskrit aussi couramment utilisé que *sati*, illustre également à quel point il est difficile de donner à un mot mal compris une définition précise. Tout d'abord synonyme de *souvenir, réminiscence* ou *mémoire*, le mot est devenu dans le dictionnaire sanskrit-anglais de Monier-Williams *ce qui est rappelé* ou *se remémorer/penser à.*

Inutile de dire que pour les bouddhistes et tout autre adepte de ces terminologies éclectiques, il ne s'agit là que de traductions approximatives. Comme l'écrivit Rupert Gethin, « il n'est pas étrange qu'il n'y ait pas d'équivalent en anglais pour traduire précisément le mot pâli *sati* ou le mot sanskrit *smriti* ».

À la fois *sati* et *smriti*, la pleine conscience, au sens le plus subtil, se situe entre une mémoire du passé et une attention portée à un support de méditation présent pendant une certaine durée.

---

7. Le pâli est une langue indo-européenne parlée autrefois en Inde.

Pour être plus clair, notamment en termes de pertinence, la pleine conscience peut être comparée à un « gardien » qui met en évidence des qualités pour ce qu'elles sont et à qui elles appartiennent.

Je vous avais prévenu de la complexité à exprimer par des mots ces pensées qui ont traversé des millénaires, portées par plusieurs centaines de défenseurs. De peur que nous nous enlisions dans des explications qui n'en finissent pas, je vous propose de nous retrancher derrière le mahāmoudrā de Wangchuk Dorjé (1556-1601), flambeau de la sagesse qui *dissipe les ténèbres de l'ignorance (Ma rig mun sel) :*

> N'essayez pas d'accomplir volontairement quoi que ce soit mais dirigez votre esprit comme un aigle qui fend le ciel. Libérez-vous de toute attente et de toute inquiétude. Ne laissez pas vagabonder votre esprit afin de ne pas être assailli de pensées. Essayez d'identifier une pensée pour ce qu'elle est à l'instant même où elle se présente. Autrement dit, attardez-vous sur elle puis redirigez votre esprit vers ce sur quoi il était tourné. Peu importe la pensée qui se présente, identifiez-la pour ce qu'elle est. Concentrez votre attention sur cette pensée, mais sans vous dire *je dois la bloquer* ou sans vous laisser envahir par la joie ou la tristesse.[8]

Trois siècles plus tard, Mahasi Sayadaw (1904-1982), moine bouddhiste et professeur de méditation *vipassana* a donné ce qui, pour moi, est l'une des présentations les plus claires de la méditation de pleine conscience. La méditation de pleine conscience est un voyage durant lequel la conscience part du mouvement du corps pour aller vers le mouvement de l'esprit.

> Si, lorsque vous êtes en pleine contemplation, vous avez soif, concentrez-vous sur la sensation de soif. Lorsque vous êtes en posture assise et que vous voulez vous lever, concentrez-vous sur l'action de vous lever. Mentalement visualisez l'action. Notez l'action : *élévation*. Debout, lorsque vous regardez

8. Alexander Berzin, spécialiste du bouddhisme tibétain.

devant vous, concentrez-vous et notez l'action : *observer*. Lorsque vous commencez à marcher, prenez conscience de chaque pas que vous faites. Ayez conscience de votre pied gauche qui se lève, avance puis se pose. Concentrez-vous sur votre pied droit qui se lève, avance puis se pose. Ayez conscience du mouvement que vous faites, de chacun de vos pas. Lorsque vous marchez, que vous vous promenez ou faites de l'exercice, ayez conscience de chacun de vos mouvements, du début jusqu'à la fin : lever le pied, l'avancer, le poser, lever l'autre pied, l'avancer, le poser. Au fil du temps, marcher deviendra pour vous un acte conscient et à chaque fois que vous ferez un pas, la conscience du mouvement coïncidera avec le mouvement lui-même : lever le pied, l'avancer puis le poser.[9]

La preuve expérimentale

Les effets de la méditation sur la conscience ont été mesurés en 2007 lors d'une étude menée conjointement par l'*Institut of Neuroinformatics and Laboratory for Body and Mind* de l'université de technologie de Dalian en Chine et le département de psychologie de l'université de l'Oregon à Eugene. Quatre-vingts étudiants de l'université de Dalian se sont portés volontaires pour participer à cette expérimentation. Aucun n'avait antérieurement pratiqué la méditation. Les quatre-vingts volontaires, tous en parfaite santé, ont été répartis de manière aléatoire en deux groupes de quarante personnes. Les sujets appartenant au premier groupe, dit « groupe d'expérimentation », ont participé à des séances de méditation appelée *integrative body-mind training* (IBMT) (en français, méditation intégrée du corps et de l'esprit ou gymnastique intégrée du corps et de l'esprit), technique orientale traditionnelle basée sur la contemplation,

9. *Practical Insight Meditation* (1971/1979, pages 17-18) publié en 1944. Guide pour la méditation en marchant. L'attention est portée non pas sur le pied mais sur le mouvement du pied. L'esprit est attaché au mouvement du corps.

la relaxation du corps, l'imagerie mentale et la pleine conscience, à raison d'une séance quotidienne de vingt minutes pendant cinq jours. Parallèlement, les individus appartenant au second groupe, dit « groupe témoin », ont, pendant cinq jours, fait vingt minutes de relaxation quotidienne, les exercices étant dictés par un CD.

Des tests pour mesurer l'attention – orientation, vivacité et capacité à gérer un conflit – de chaque participant ont été menés avant et après l'expérimentation. Les résultats des tests ont montré chez les sujets du premier groupe une nette amélioration des fonctions exécutives et une plus grande vivacité d'esprit tandis que le questionnaire *Profile of Mood States (POMS)* permettant de mesurer les variations d'humeur montrait une moins grande prédisposition à l'anxiété, à la dépression, à la colère et à la fatigue.

Parallèlement, des prélèvements salivaires ont été effectués afin de mesurer le taux de cortisol (hormone du stress) et d'immunoglobuline A (IgA). Les résultats ont montré un taux plus faible de cortisol et d'IgA chez les sujets du groupe d'expérimentation. Et les chercheurs de conclure que la méditation IBMT favorisait une diminution du stress.

> Pourquoi avoir choisi des étudiants ? À mon sens, les chercheurs ont éliminé d'office les personnes d'un certain âge et les adeptes de la méditation qui croient aux effets bénéfiques de la méditation, ce qui aurait pu fausser les résultats. Ils ont préféré choisir des jeunes hommes et des jeunes femmes n'ayant jamais pratiqué la méditation et, par conséquent, n'ayant aucune idée préconçue en la matière.

Le cerveau en phase de méditation de pleine conscience

Il est grand temps maintenant de nous plonger dans la structure anatomique du cerveau afin de bien comprendre ce qui se passe à l'intérieur du cerveau d'une personne pratiquant la méditation. Le cerveau est constitué de deux zones au rôle majeur, le **cortex préfrontal latéral** et le **cortex pariétal**. Grâce à ses nombreuses connexions corticales et subcorticales, le cortex préfrontal latéral (CPFL) réalise une multitude de tâches en passant par la planification, l'adaptation comportementale et l'attention soutenue. Le CPFL est fortement impliqué dans le processus d'apprentissage : encodage, consolidation et rappel. Le cortex préfrontal est impliqué dans le langage : régulation du langage spontané, expression narrative et fluidité verbale.

Comprendre les fonctions du cortex préfrontal est capital. L'imagerie neurologique nous a permis d'avoir des informations quant aux efforts en termes d'attention fournis par les personnes s'adonnant à la méditation de pleine conscience et d'en savoir plus quant aux connexions neuronales impliquées en fonction des différentes phases de la pratique. Au début d'une séance, sont sollicités le cortex préfrontal latéral et le cortex pariétal. Dans un état de médiation avancé, sont sollicités le cortex cingulaire antérieur et le striatum ventral qui interviennent activement dans le « circuit de la récompense ».

Les connexions assurées entre ces structures et le système nerveux autonome qui génèrent une dominance du système parasympathique (le système qui permet la relaxation), complètent le cercle de l'extase.

Le voyage vers le paradis ne s'arrête pas là. Grâce à l'imagerie par tenseur de diffusion qui rend possible la cartographie de la structure blanche ou tractographie du tronc cérébral (une méthode d'imagerie qui utilise la diffusion de molécules d'eau pour obtenir un contraste dans les images IRM),

> plusieurs études récentes ont montré qu'une pratique méditante se traduit par des changements de la structure de la matière blanche,

semblables aux changements observés au cours du développement de la petite enfance. Cette découverte est révolutionnaire. En effet, en modifiant certaines zones du cerveau – ce que l'on appelle neuroplasticité – la méditation de pleine conscience améliore le fonctionnement exécutif et l'autorégulation.

Le rôle de la méditation sur la perception

Impossible de parler de l'attention sans évoquer la perception et la mémoire. Si la mémoire est le Graal, la perception est tout aussi importante.

Qu'est-ce que la perception ? Très simplement, on appelle perception notre capacité à utiliser nos cinq sens pour construire et nous faire une représentation du monde dans lequel nous vivons.

Pouvez-vous différencier deux objets quasiment identiques ? Ou de manière subjective, *pouvez-vous percevoir ce qui différencie deux émotions qui se chevauchent ?* Et la question qui coule de source : *les méditants ont-ils une meilleure perception ?*

Pour la science moderne, pas question de s'émerveiller devant des qualités qui n'auraient pas au préalable été quantifiées. C'est la raison qui a poussé Katherine MacLean et ses collègues de l'université de Californie à s'intéresser tout particulièrement à la méditation Shamatha, basée sur la contemplation. Les adeptes de la méditation Shamatha focalisent leur attention sur un stimulus choisi (par exemple, la respiration et la sensation tactile du passage de l'air). Lorsque leur esprit vagabonde, ils reviennent toujours vers le stimulus.

En d'autres termes, les méditants *ont recours à l'introspection pour contrôler la qualité de l'attention, reconnaître quand l'esprit vagabonde et être capables de focaliser de nouveau leur attention sur le stimulus choisi.*

> Ci-après une tentative d'expérimentation qui a livré des informations édifiantes.
> Des individus ont été choisis au hasard suite à des annonces faites en ligne ou dans des journaux. Ces hommes et ces femmes

de tous âges et de toutes races furent répartis de manière aléatoire dans deux groupes distincts. Un premier groupe s'adonnant à la méditation de pleine conscience et un groupe témoin. Un à un les participants se sont assis dans une salle sombre, isolée phoniquement. Une ligne verticale blanche est apparue au milieu d'un écran noir. Puis la ligne a disparu faisant place à une autre ligne mais cette fois légèrement plus courte.
Alors que la ligne la plus longue (ligne non ciblée) apparaissait fréquemment à l'écran, la ligne la plus courte (ligne ciblée) apparaissait puis disparaissait moins fréquemment. Le but était pour chaque participant de repérer la ligne la plus courte à chaque fois qu'elle apparaissait sans qu'aucun indice ne permette d'anticiper ce moment. Dès que la ligne était repérée, les participants devaient appuyer sur la souris d'un ordinateur, la vitesse et la justesse des réponses étant de ce fait enregistrées. En fonction de la réponse, un signal sonore était émis indiquant aux participants s'ils avaient correctement identifié la ligne la plus courte, s'ils ne l'avaient pas vu ou avaient répondu à côté. Les chercheurs prirent en compte un facteur qu'ils appelèrent discrimination, à savoir la différence de longueur entre la ligne la plus longue et la ligne la plus courte. Plus cette valeur était faible, plus le degré de discrimination était élevé.
Résultat ? Chez les individus du premier groupe, le facteur de discrimination était plus élevé que chez les personnes du groupe témoin et, à chaque fois que la ligne la plus courte apparaissait à l'écran, ils l'identifiaient. Cette expérience ne fit que confirmer ce que l'on savait déjà : la méditation favorise l'attention et laisse supposer que plus une personne a l'habitude de méditer, plus elle est capable de focaliser son attention sur une plus longue durée.

Après s'être intéressés à l'attention et la perception, il ne restait plus aux chercheurs qu'à regarder du côté de la mémoire. Pour ce faire, ils se sont tournés vers des Marines et plus précisément une cohorte de militaires s'entraînant au combat avant de partir en mission en Afghanistan. Mais nous reviendrons sur cette étude plus tard (voir p. 126).

Mémoire explicite et implicite

Avant de nous pencher sur une autre étude particulièrement complexe, je vous propose de faire le point sur la mémoire et ses différentes formes. La **mémoire explicite**, plus couramment appelée mémoire déclarative, concerne le stockage et la récupération de données. Des événements concrets ou des détails tels que les lieux, les noms, les dates, les numéros de téléphone, les adresses, les numéros de sécurité sociale et une multitude d'autres données tombent dans le champ de la mémoire explicite.

Je ne peux résister à la tentation de vous redire que ce n'est pas parce que vous oubliez des événements ou des détails que vous souffrez de la maladie d'Alzheimer. Dieu sait qu'un nombre incalculable d'amis et de personnes âgées angoissés me demandent régulièrement si le fait d'oublier un numéro de téléphone est le signe avant-coureur de la maladie d'Alzheimer. À chaque fois, je dois faire des efforts considérables pour me maîtriser et leur expliquer calmement que la maladie d'Alzheimer est une pathologie complexe qui ne se résume pas à un simple oubli, et que le temps qui passe et le vieillissement favorisent le déclin de la mémoire explicite. La perte de mémoire déclarative est la manifestation de la dégénérescence physiologique à laquelle nous autres, les *Homo sapiens,* ne pouvons échapper.

A contrario, la **mémoire implicite** ou mémoire émotionnelle est plus tenace que la mémoire déclarative. Pendant combien de temps allons-nous nous souvenir de *ce* lieu *où* tel événement s'est déroulé ?

Il y a fort à parier qu'à 90 ans, vous vous souviendrez encore d'une scène qui a marqué votre jeunesse. Revers de la médaille, un nombre incalculable de personnes me disent avoir peur de prendre l'avion car elles ne peuvent oublier la tragédie du 11 septembre. Autrement dit, la mémoire émotionnelle est plus tenace que la mémoire factuelle et, une fois encore, la science peut l'expliquer.

Édouard Claparède et Henry Molaison : des vies qui ont ouvert la voie

L'histoire de ces deux hommes illustre parfaitement ce que sont la mémoire explicite et la mémoire implicite et nous aide à mieux comprendre comment fonctionne le cerveau.

Édouard Claparède (1873-1940) est un neurologue, pédopsychiatre et éducateur suisse qui exerça la médecine à Genève. L'une de ses patientes, qui souffrait d'amnésie suite à une lésion cérébrale, fut l'un des cas les plus difficiles auxquels il fut confronté. Alors qu'elle se souvenait parfaitement du passé et que ses capacités de raisonnement étaient intactes, elle était incapable de se souvenir d'événements qui venaient de se dérouler. Bien que rencontrant régulièrement le médecin, elle ne se souvenait absolument pas qui il était et, à chaque fois, il était de nouveau obligé de se présenter. Elle ne se souvenait jamais de ce qu'elle venait de faire.

C'est alors que le Dr Claparède eut l'idée de faire une expérience. Un jour, il dissimula une épingle dans la paume de sa main. Comme à chaque consultation, il déclina son identité puis serra la main de sa patiente. Lorsque l'épingle piqua sa paume, la dame retira instantanément sa main – une réaction tout à fait appropriée. Ce qui se passa le jour suivant fut des plus révélateurs. Comme toujours, la patiente n'avait aucun souvenir du rendez-vous de la veille, ce qui, pour le médecin, était on ne peut plus frustrant. Toutefois, il fut surpris – mais ravi – de voir qu'elle refusait de lui serrer la main, preuve formelle que si la patiente n'arrivait pas à se souvenir des détails d'un événement du passé et n'avait aucun souvenir conscient, la douleur physique était inscrite dans son cerveau.

Autrement dit, si l'on se réfère aux différents types de mémoire précédemment décrits, la patiente du Dr Claparède avait perdu sa mémoire explicite mais sa mémoire implicite était intacte !

Cette expérience, qui n'aurait jamais eu lieu si la dame n'avait pas eu un accident de bicyclette, fut l'une des études dont on parla le plus dans l'histoire des neurosciences. Un bel exemple de sérendipité, n'est-ce pas ? L'expérience de Claparède montre que le comportement d'une personne qui ne se souvient pas d'un événement est dicté par la trace laissée par l'expérience passée.

À l'époque connu dans la communauté scientifique sous les initiales H. M. afin de préserver sa vie privée, **Henry Molaison** a vécu une expérience qui a révolutionné le monde médical. Né à terme, Henry fut un bébé tout à fait normal et en bonne santé. Son enfance n'eut rien d'extraordinaire jusqu'au jour où, à l'âge de 9 ans, il fut victime d'un accident qui transforma sa vie à tout jamais. Alors qu'il jouait dehors, il fut renversé par un enfant à bicyclette.

Henry s'effondra et sa tête heurta le sol. Au bout de cinq minutes, il reprit conscience. Or, si apparemment tout était normal, à partir de ce jour-là, sa vie ne fut plus jamais comme avant. Rapidement, Henry fit plusieurs crises d'épilepsie et plus précisément des crises d'une forme d'épilepsie appelée « petit mal », avec une suspension de la conscience et l'incapacité de poursuivre une activité pendant quelques secondes. Les crises étaient fréquentes et perturbaient considérablement la vie quotidienne de Henry. L'interruption brutale d'une activité et l'altération de la mémoire durant les crises sont autant de symptômes typiques de la maladie. Les médicaments étaient sans grand effet et, au fil des ans, les crises empirèrent, devinrent plus fréquentes, plus fortes et plus longues.

Ne sachant plus quoi faire, le médecin de famille adressa Henry au Dr William Beecher Scoville, un neurochirurgien réputé exerçant à l'université de Hartford dans le Connecticut. Dans un premier temps, le médecin sortit l'artillerie lourde et prescrivit à Henry un traitement à vie reposant sur quatre médicaments, Dilantin, Phénobarbital, Tridione et Mesantoïne, les anti-épileptiques les plus couramment prescrits à cette époque. Mais le traitement ne parvint ni à arrêter ni même à diminuer les crises convulsives. Parallèlement, aucun des électro-encéphalogrammes ne permit de détecter un ou plusieurs foyers dans le cerveau à l'origine des crises. Henry réussit son baccalauréat et entra dans le monde des actifs, désespérant de pouvoir mener une vie normale. Pendant un temps, il répara des moteurs électriques avant d'accepter un travail à la chaîne dans une entreprise fabriquant des machines à écrire. Les médicaments n'ayant toujours aucun effet bénéfique, il devait, au quotidien, gérer les crises plus ou moins longues et plus ou moins fortes.

Le neurochirurgien qui le suivait décréta qu'il était temps d'aller voir ce qui se passait à l'intérieur du cerveau de son patient, ce que Henry, sa famille et toutes les personnes qui s'occupaient de lui approuvèrent unanimement. L'opération était certes expérimentale mais inévitable vu la situation qui, pour Henry, devenait de plus en plus pénible. Précisons qu'à cette époque, les neurosciences n'en étaient qu'à leurs balbutiements, même si Wilder Penfield de l'institut de neurologie de Montréal avait obtenu d'excellents résultats en opérant des patients épileptiques et psychotiques. Le Dr Scoville décida d'aller plus loin que son confrère et de retirer bilatéralement une portion des lobes temporaux de son patient, opération qui n'avait jamais été pratiquée jusqu'à ce jour, les chirurgiens n'intervenant que sur un lobe temporal.

Malheureusement, le sort s'acharna sur Henry. Les chirurgiens qui tenaient le scalpel n'avaient qu'une connaissance limitée des fonctions de l'hippocampe et de l'amygdale, deux structures très proches l'une de l'autre qui étaient d'office retirées lors d'une lobectomie temporale. Le 25 août 1953, le Dr Scoville opéra Henry Molaison et retira de son cerveau :

- la partie interne du lobe temporal,
- la majorité du complexe amygdalien,
- le complexe hippocampique à l'exception de deux centimètres à l'arrière,
- le cortex entorhinal et le cortex périrhinal du gyrus parahippocampique,
- les cortex parahippocampiques à l'exception de deux centimètres à l'arrière.

Si je vous livre autant de détails sordides, c'est tout simplement parce que chacune de ces structures est considérée comme l'épicentre des différentes formes de la mémoire chez l'homme.

Comme l'histoire allait le montrer, à son réveil, les crises d'épilepsie avaient disparu mais Henry avait perdu définitivement la mémoire. Ce qui était une immense tragédie sur le plan personnel permit à la médecine de faire une avancée considérable.

En quoi la perte de mémoire de Henry était-elle atypique ?

- Sa mémoire à court terme (ou mémoire immédiate) était intacte.
- Il était incapable de convertir les souvenirs immédiats en souvenirs lointains.
- Après l'opération, il était dans l'incapacité totale à créer de nouveaux souvenirs.
- Sa mémoire sémantique antérieure à l'intervention chirurgicale était intacte ! (La mémoire sémantique fait référence à un ensemble d'informations biographiques/autobiographiques et événements spécifiques).
- Sa mémoire épisodique antérieure à l'opération montrait des lacunes.
- Sa mémoire spatiale était défaillante (sa capacité à se souvenir d'un lieu ou de la position, de l'emplacement d'un objet).
- Ses performances lors du test d'empan de chiffres (test de mémoire à court terme) étaient inchangées.
- Son QI avait augmenté et était nettement supérieur à la moyenne.
- Ses capacités de langage, de raisonnement et de perception étaient normales.

C'est un Dr Scoville affolé et on ne peut plus perplexe qui s'adressa au Dr Penfield de l'institut de neurologie de Montréal. Ce dernier envoya l'une de ses étudiantes, le Dr Brenda Milner, pour évaluer la situation. La rencontre entre la neuropsychologue et Henry Molaison marqua le début d'une collaboration qui dura trente ans et éclaira les chercheurs sur cette part d'ombre qu'est le fonctionnement de la mémoire.

Le cerveau défaillant de Henry faisait que, chaque jour, Brenda Milner était obligée de se présenter. Bien que leurs rapports soient cordiaux, affables et interactifs, il fallait au quotidien un échange de civilités. Henry était capable d'apprendre de nouvelles choses, mais il était incapable de les mémoriser. Sa mémoire à court terme n'excédait pas 30 secondes. Henry flottait entre un passé lointain dont il se souvenait et un présent incertain et versatile. Le temps semblait s'être arrêté pour lui. Henry pensait qu'Harry Truman était toujours le président des États-Unis et à chaque fois qu'on lui rappelait que son père était décédé, le chagrin s'emparait de lui. Les miroirs se jouaient de lui car il ne reconnaissait pas le visage de la personne qui le regardait, lui qui n'avait pas conscience de vieillir.

La contribution de Henry dans le domaine de la recherche sur la mémoire fut considérable. Par manque de candidats ou simple coup du sort, Henry a fait don de son cerveau afin d'en sauver des millions d'autres. Parmi les découvertes faites « grâce » à H. M. comme on disait alors :

- La mémoire spatiale défaillante de Henry a montré l'importance de l'hippocampe dans l'apprentissage spatial. Curieusement, quand on lui enseignait correctement une chose, Henry était capable de dessiner le plan de la maison dans laquelle il vivait. Autrement dit, les autres zones de son cerveau (le gyrus parahippocampique, comme on le découvrira plus tard) avaient pris le dessus sur la partie de l'hippocampe lésée.
- Avoir un hippocampe en bon état de fonctionnement est donc essentiel pour accéder à la récupération des détails d'un souvenir.
- Le fait que les acquis procéduraux de Henry soient restés intacts a permis de comprendre qu'il peut y avoir un apprentissage sans que ce soit un acte conscient (mémoire non déclarative).
- Le fait de sélectionner certains souvenirs montre que le fractionnement de la mémoire, à savoir la mémoire à court terme et la mémoire à long terme, est géré non pas par un circuit de la mémoire unique mais par deux circuits de la mémoire spécifiques.

- Cette simple dichotomie nous permet d'appréhender les concepts de mémoire sémantique et de mémoire épisodique comme étant deux entités distinctes provenant de substrats anatomiques distincts. Des études postérieures montreront que même si le lobe temporal médian joue un rôle déterminant dans l'encodage, le stockage et la restitution des informations associées à la mémoire sémantique et à la mémoire épisodique, la consolidation des informations s'effectue dans le cortex alors que la mémoire épisodique est toujours dépendante du lobe temporal.

Si Henry avait du mal à se souvenir de détails biographiques et autobiographiques (mémoire épisodique) du fait de l'ablation bilatérale du lobe temporal médian, il avait gardé une connaissance générale du monde (mémoire sémantique).

Le rôle de la méditation sur l'attention

Revenons à nos Marines et aux effets qu'eut sur eux la méditation de pleine conscience.

En 2014, le Dr Amishi Jha du département de psychologie de l'université de Miami ainsi que le Dr Elizabeth Stanley, professeure associée à l'université Georgetown à Washington, ont mené une étude pilote sur des militaires en service actif se préparant au combat. Les chercheurs étudièrent les effets d'un entraînement en pleine conscience sur ce qu'ils ont appelé les « baisses de rendement attentionnel » suite à une pensée sans lien avec une tâche donnée ou autrement dit lorsque l'esprit des militaires vagabondait et ce, bien qu'ils soient en service.

Il y a une différence certes subtile mais essentielle entre le fait d'être au garde-à-vous, attitude d'immobilité attentive, et d'avoir un esprit *au garde-à-vous*. Pour faire simple, après plusieurs années d'entraînement physique intense, tous les combattants n'ont pas la même indéfectible résilience et la même concentration mentale que ce qu'on pourrait croire en les voyant.

Un constat d'une importance majeure pouvant présenter des risques considérables lorsque nous comprenons que ces vocations nécessitent une attention extrême en toutes circonstances. Savoir réagir à des événements à faible probabilité et dans des circonstances évoluant rapidement n'est pas donné à tout le monde.

Malheureusement, les situations durant lesquelles les esprits vagabondent ne sont pas anecdotiques et ne peuvent pas être considérées comme l'exception à la règle. Selon plusieurs études, nous passons de 30 à près de 50 % de notre temps d'éveil à penser à autre chose qu'à ce que nous faisons.

C'est en ayant ce paramètre en tête que les chercheurs ont recruté quatre-vingts Marines américains, exclusivement des hommes en bonne santé qui s'étaient portés volontaires pour participer au programme appelé « Gymnastique de mise en forme de l'esprit par la pleine conscience ». Toutes les expériences eurent lieu sur la base hawaïenne de Schofield Barracks, pendant une période comprise entre huit et dix mois avant le départ des soldats pour une mission en Afghanistan.

Les soldats furent répartis en trois groupes. Le premier groupe suivit une variante du programme initial pendant huit semaines à raison de huit heures par semaine ; le deuxième groupe suivit un programme essentiellement didactique axé sur la gestion du stress et la résilience ; le troisième groupe, dit « groupe témoin », ne suivit ni l'un ni l'autre de ces deux programmes.

Les performances à des tâches d'attention soutenue furent évaluées pour chacun des participants. Les résultats montrèrent clairement que, comparativement au groupe témoin, la baisse de rendement attentionnel était la plus faible chez les sujets du deuxième groupe mais aussi chez les sujets du premier groupe pour lesquels les résultats étaient encore meilleurs.

Les applications cliniques sur la maladie d'Alzheimer

Dans quelle mesure la méditation de pleine conscience aurait-elle pu venir en aide à ma grand-mère ?

La méditation de pleine conscience vient en aide à un esprit défaillant essentiellement de deux manières.

La modification des cellules nerveuses cérébrales (neuroplasticité) et les ondes cérébrales associées à la méditation ont un effet bénéfique direct en termes de concentration, d'attention et de mémoire. La méditation de pleine conscience a également un effet secondaire en diminuant les facteurs de risques qui accélèrent le développement de la maladie d'Alzheimer.

L'hypertension artérielle, l'hypercholestérolémie, un taux de cortisol élevé, le stress et l'obésité sont autant d'éléments impliqués dans une maladie d'Alzheimer avérée.

Dans une société dans laquelle du sel (sodium) est ajouté pratiquement à tous les aliments que nous consommons – qui plus est, généralement, en quantité non négligeable – et dans laquelle le stress est coutumier, **l'hypertension artérielle** est inévitable. Des interactions et des associations entre les gènes, l'environnement, le mode de vie et les habitudes alimentaires ont mis l'hyperlipidémie et le diabète sur le devant de la scène. Pas étonnant que les entreprises pharmaceutiques déversent des médicaments pour combattre toutes ces maladies. Les médicaments ont sauvé des vies. Ils ont fait baisser les chiffres mais, plus important encore, ils ont également réduit les complications coronaires ou vasculaires liées aux différents troubles. Néanmoins, ils ont aussi apporté leurs effets secondaires avec leur lot d'interactions médicamenteuses et problèmes de tolérance.

La méditation peut-elle être utilisée comme une option complémentaire ?

La méditation peut-elle empêcher ou minimiser la dépendance aux médicaments ?

Une étude menée par l'université d'État de Kent dans l'Ohio a prouvé **les effets bénéfiques de la méditation sur l'hypertension**. Publiés dans la revue médicale *Psychosomatic Medicine: Journal of Biobehavioral Medicine* d'octobre 2013, les résultats de l'étude montrent que la méditation de pleine conscience ainsi que différentes techniques de yoga font baisser la tension artérielle de patients souffrant de préhypertension – soit des personnes qui ont une tension artérielle supérieure à la normale qui ne nécessite pas encore la mise en place d'un traitement médicamenteux.

La préhypertension est associée non seulement à la maladie d'Alzheimer mais aussi à un grand nombre de maladies cardiaques et troubles cardiovasculaires.

Un groupe de patients dit groupe actif a suivi huit séances de méditation collective reposant sur des exercices de scan corporel (ou balayage corporel), la méditation en posture assise et des postures de yoga à raison de deux heures et demie par semaine. Par ailleurs, il leur était fortement conseillé de faire des exercices de méditation de pleine conscience chez eux. Les personnes du groupe témoin, quant à elles, bénéficièrent de conseils afin de modifier leur mode de vie tout en pratiquant une activité favorisant la relaxation musculaire. Les résultats montrèrent que les patients du premier groupe voyaient sensiblement leur tension artérielle baisser.

Les effets de la méditation Raja yoga (une forme de méditation de pleine conscience) sur le cholestérol, autre facteur de risque favorisant la maladie d'Alzheimer, sont tout aussi encourageants. Dans une étude menée par une équipe du B. J. Medical College and Civil Hospital (Inde), quarante-neuf femmes souffrant d'**hypercholestérolémie** ont été réparties en trois groupes : le premier groupe dit non méditant (soit des femmes qui n'avaient jamais médité), le deuxième groupe étant constitué de personnes s'adonnant à la méditation depuis au minimum six mois et au maximum cinq ans et le troisième groupe étant composé de femmes pratiquant la méditation depuis plus de cinq ans. Les résultats montrèrent que le taux de cholestérol total sérique et le taux de LDL-cholestérol (ou mauvais cholestérol) étaient nettement plus bas chez les sujets des deuxième et troisième groupes que chez les femmes du premier groupe notamment chez les femmes ménopausées.

Précurseur de la maladie d'Alzheimer, des accidents vasculaires cérébraux (AVC), des maladies coronariennes, du diabète et de l'hypertension artérielle, **l'obésité** est réellement devenue un véritable fléau pour notre société. Alors que les pilules anti-obésité, la chirurgie bariatrique et les supplémentations nutritionnelles ont le vent en poupe, la méditation commence à s'imposer comme une option à privilégier pour perdre du poids sans risque.

Une étude pilote conduite concomitamment à l'université de Californie et à l'université d'État de l'Indiana a évalué les effets de la méditation de pleine conscience sur la graisse viscérale chez les femmes en surpoids ou obèses. Le programme proposé aux volontaires reposait sur neuf séances de deux heures et demie de méditation guidée et une retraite silencieuse d'une journée, soit sept heures. La méditation avait également pour but d'aider les femmes à manger en pleine conscience, c'est-à-dire à prêter attention aux sensations physiques liées à la faim, à la satiété, au goût des aliments et au plaisir qu'ils procurent ainsi qu'aux envies intempestives de grignoter.

Les résultats sont explicites : **les femmes qui ont le mieux adhéré à la méditation guidée ont perdu le plus de graisse abdominale**, ce qui montre clairement le pouvoir de l'esprit sur la matière. De plus, les chercheurs ont observé une diminution conséquente du taux d'une hormone du stress, ce qui a d'autant plus favorisé la perte de graisse viscérale.

Le stress, comme nous le verrons plus en détail, est réellement au cœur d'une tempête toujours prête à se lever. Ce facteur de risque a la particularité d'être implacable, impitoyable et inéluctable. Qu'il se présente sous la forme d'un trouble de l'anxiété généralisée ou qu'il soit la conséquence d'un traumatisme, le stress a des impacts qui dépassent largement le domaine psychiatrique. Le stress peut faire basculer dans la démence.

Si l'on en croit le Dr Elizabeth Hoge, psychiatre au *Center for Anxiety and Traumatic Stress Disorders du Massachusetts General Hospital* et professeure adjointe en psychiatrie à la faculté de médecine de l'université de Harvard, « les personnes qui souffrent d'anxiété ont du mal à gérer les pensées parasites [...] Elles ne font pas la différence entre les pensées qui permettent de résoudre un problème et un souci tenace qui ne sert à rien. »

Et le Dr Hoge de préciser que si l'on est accaparé par un souci stérile, on peut progressivement apprendre à considérer cette pensée d'une tout autre manière. Par exemple, si vous vous dites : « Je suis en retard. Si je n'arrive pas à l'heure, je risque de perdre mon travail et ce sera la catastrophe ! », la méditation de pleine conscience vous apprend à reconnaître la pensée en tant que telle : « Tiens, revoilà cette pensée. Je l'ai déjà eue. Mais ce n'est qu'une pensée, rien de plus. »

Les effets bénéfiques de la méditation sur le stress ont été prouvés par un grand nombre d'études. Dans l'une des plus larges méta-analyses réalisées à ce jour, des chercheurs de l'université Johns-Hopkins ont passé au crible près de 19 000 études portant sur la méditation et 47 essais qui répondaient à des critères précis.

Publiés en mars 2014 dans le *Journal of American Medical Association (JAMA),* les résultats ont clairement montré que la méditation de pleine conscience soulage les stress psychologiques, notamment l'anxiété, la dépression et la douleur.

D'autres études ont porté sur des individus souffrant d'un trouble de l'anxiété généralisée caractérisé par des inquiétudes quasi permanentes, une insomnie et une irritabilité. Les sujets qui ont suivi un programme de réduction du stress reposant sur la méditation ont noté une baisse importante de leurs symptômes, contrairement aux personnes ayant appliqué des techniques de gestion du stress générales.

Inspiré de l'Himalaya

Ainsi, les travaux qui ont fourni le plus d'informations sur la méditation de pleine conscience ont porté sur la capacité de cette technique à modifier la structure et les fonctions du cerveau. Si vous envisagez de vous pencher sur la genèse de toutes ces études, vous allez, à coup sûr, être transporté au pied de la chaîne himalayenne car c'est là, au milieu de merveilleux sommets enneigés, que réside le quatorzième Dalaï-lama, souverain du bouddhisme tibétain.

En 2015, le Dalaï-lama fut invité à la conférence annuelle de la Société des neurosciences à Washington. Dans le discours qu'il prononça en cette soirée venteuse de novembre, il évoqua deux sujets méritant réflexion.

• Le premier englobe un certain nombre de questions fondamentales à savoir :

Quelle relation pourrait-il y avoir entre le bouddhisme, tradition ancienne philosophique et spirituelle indienne, et la science moderne ?

Quel bienfait une discipline scientifique telle que les neurosciences pourrait-elle tirer d'une collaboration avec la tradition contemplative bouddhiste ?

• Le second point fut un fervent plaidoyer à l'attention de la communauté scientifique : « Il n'est que trop évident que notre pensée morale n'a tout simplement pas été capable de suivre le rythme accéléré des progrès dans l'acquisition de la connaissance et du pouvoir. Toutefois, les ramifications de ces nouvelles découvertes et de leurs applications sont d'une telle ampleur qu'ils touchent à la conception même de la nature humaine et à la préservation de l'espèce humaine. Nous devons trouver un moyen pour que les considérations humanitaires et éthiques fondamentales influencent le sens du développement scientifique, particulièrement dans le domaine des sciences de la vie. »

Le Dalaï-lama ne fit qu'exprimer les inquiétudes de nombreux universitaires aux prises avec les aspects éthiques liés aux progrès scientifiques.

Quel est notre degré d'honnêteté dès lors que la recherche scientifique est concernée ?

De quoi est constitué le noyau de ces explorations : servir l'humanité ou acquérir du pouvoir ?

Le fanatisme, qu'il soit religieux ou scientifique, a de tout temps mis le monde en difficulté. Même les plus grandes découvertes n'ont pas réussi à sortir de la boue, que dis-je de la fange de la cupidité et du sectarisme.

La spiritualité peut-elle venir en aide à la science ?

Le fils glorieux de Bouddha a choisi de se lancer dans la bataille à bras-le-corps. Tel un apôtre, le Dalaï-lama a envoyé ses propres soldats, les moines bouddhistes tibétains, au laboratoire Waisman dans le Wisconsin.

Voyons ce qu'ont découvert les chercheurs de ce laboratoire d'imagerie cérébrale et du comportement dirigé par le Dr Richard J. Davidson. Ils ont eu recours à l'imagerie par résonance magnétique fonctionnelle (IRMf) nécessitant un équipement particulier, à savoir un scanner IRM à haut champ magnétique couplé à des pulsations radio. Cet équipement, qui permet de collecter rapidement des données, fut utilisé dans un premier temps pour évaluer et mesurer les changements puis, dans un second temps, pour mesurer l'activité électrique du cerveau grâce à un système d'enregistrement haute densité, entre 64 et 256 électrodes étant réparties sur la surface du crâne.

Les résultats dépassèrent tout entendement. Pour les chercheurs, c'était comme découvrir la vie sur une autre planète.

Les tests réalisés sur cet échantillon de sujets pour le moins inhabituel laissèrent penser que les dizaines de milliers d'heures de méditation avaient modifié la structure et les fonctions du cerveau et favorisé l'activation d'une multitude de zones cérébrales impliquées dans le contrôle, l'engagement de l'attention et l'orientation attentionnelle.

Les conclusions de l'étude ont profondément ébranlé la communauté scientifique, et des travaux de recherche et des expérimentations ont été lancés aux quatre coins du monde.

En 2010, des études complémentaires ont été menées au sein de l'institut de psychiatrie de l'université de Bologne en Italie. Les résultats ont montré que la première phase d'un entraînement de pleine conscience – soit lorsque la personne apprend à porter son attention sur un support donné – permet de prendre conscience de l'esprit qui s'égare et de ramener consciemment l'attention sur le stimulus choisi. Les phases suivantes permettent quant à elles de garder son attention fixée sur le support choisi pendant une certaine durée.

Les résultats ont, de plus, mis en évidence les bienfaits de la méditation de pleine conscience sur la mémoire et, par-delà, une plus grande capacité à exécuter les tâches de la vie quotidienne.

En 2013, des études menées par des chercheurs de l'unité de neurologie cognitive du centre hospitalier universitaire Beth Israel Deaconess dans le Massachusetts, ont montré que, comparativement à un groupe témoin, les sujets ayant suivi un programme de Réduction du stress basé sur la pleine conscience (MBSR) associant la méditation de pleine conscience, la prise de conscience du corps et le yoga, se traduit par une augmentation du volume de la matière grise dans l'hippocampe gauche, région du cerveau fortement impliquée dans l'apprentissage et la mémoire.

Trois ans plus tard, une équipe du département de psychiatrie et de psychothérapie de l'université de Margbourg en Allemagne a eu recours à l'imagerie par tenseur de diffusion (outil de diagnostic utilisé pour identifier des différences ou des changements microstructurels en neuropathologie) pour montrer chez les méditants, par opposition aux personnes n'ayant jamais médité, une plus grande connectivité au niveau de la matière blanche dans les régions du cerveau impliquées dans la méditation, à savoir le thalamus, l'insula ou cortex insulaire, l'amygdale, l'hippocampe et le cortex cingulaire antérieur.

Ce qui ressort de toutes ces études, c'est que les zones du cerveau qui jouent un rôle essentiel dans la concentration, la conscience et l'attention sont celles qui profitent le plus des bienfaits de la méditation. Ce qui nous pousse à penser que la méditation est la voie à emprunter pour éviter que le cerveau sombre dans la démence.

La méditation transcendantale

Pour expliquer comment la méditation transcendantale (MT) peut limiter le développement de la maladie d'Alzheimer, nous devons revenir sur deux éléments fondamentaux.

- Premièrement, la maladie d'Alzheimer ne se résume pas à une perte de mémoire. En effet, l'esprit perturbé est en proie à un large spectre émotionnel. Les personnes souffrant de la maladie d'Alzheimer peuvent être agitées, changer de personnalité, souffrir de dépression, être stressées, ne plus être capables d'exécuter des tâches complexes, voire présenter nombre d'autres troubles cognitifs. Qui plus est, les effets de tous ces symptômes sont cumulatifs.
- Deuxièmement, la maladie d'Alzheimer n'est pas une maladie vécue en solitaire. Toute la famille du sujet malade souffre. L'aidant en particulier – le plus souvent, le(la) conjoint(e) ou les enfants – est le plus exposé. Il pâtit autant de la maladie que la personne qu'il chérit.

Or si la méditation transcendantale agit sur les symptômes, elle est également bénéfique à l'entourage du malade.

Rappelons-nous aussi que la maladie d'Alzheimer, au stade premier de son développement, est un TCL qui ne peut aucunement être considéré comme une démence. De subtils effets de ce déclin qui touche soit les émotions soit l'intellect soit la personnalité entrent en ligne de compte bien des années avant que la démence soit avérée.

La méditation transcendantale (MT) a joui d'une grande publicité. À la différence de la méditation de pleine conscience qui se caractérise par le fait que les pensées et les sensations parasites ne sont non pas ignorées mais identifiées et considérées sans jugement, la MT a une approche beaucoup plus simple.

Ancrée dans la tradition indienne, la méditation transcendantale est un mouvement fondé par Maharishi Mahesh Yogi dans la seconde moitié du XXe siècle.

La MT repose essentiellement sur la répétition d'un mantra pendant quinze à vingt minutes, deux fois par jour, les yeux fermés. Les mantras sont des sons ou des phrases simples qui aident le méditant à rester concentré. L'attention doit permettre de maîtriser l'afflux constant de pensées et de découvrir leur source, ce qui est perçu comme un moment de pure conscience exempt de tout contenu.

La méditation transcendantale est une technique simple qui ne demande aucun effort. Dans le cas d'un TCL, nous ne pouvons qu'apprécier que cette technique peu exigeante, qui ne s'appuie pas sur un intellect indemne et supérieur, puisse être un refuge idéal. En fait, les idéologies de la MT cèdent plutôt qu'elles ne résistent à la propension naturelle de l'esprit humain à dériver vers le bonheur.

L'idée est que l'esprit qui vagabonde trouvera son chemin vers le bonheur, attiré par le « charme croissant » de la béatitude. Le voyage est une lente et douce transition entre un état de pure conscience et une zone où la conscience est suspendue. Au fil du temps, le méditant accède à un état de conscience illimitée, son esprit atteint des niveaux de plus en plus subtils de sa propre activité pour arriver à un niveau de pure conscience vide de pensées et de perceptions sensorielles.

Pendant des décennies, cette technique de méditation simple et accessible, qui consiste à répéter pendant une séance un ou plusieurs mots, a fait des adeptes dans le monde entier, les plus célèbres étant les Beattles. Pour Paul McCartney, John Lennon,

George Harrison et Ringo Starr, le temps consacré à la MT procurait une paix intérieure brisant le cercle vicieux de la frénésie, des drogues et de la dépression.

En 1968, dans une interview diffusée sur la BBC, John Lennon et George Harrison confiaient à David Frost que la méditation transcendantale était un réservoir d'« énergie inépuisable ».

« Ce matin, Maharishi a dit que la méditation transcendantale produisait deux effets sur les méditants. Ces deux choses sont la sérénité et l'énergie. Avez-vous trouvé l'une et l'autre dans la MT ? » s'enquit Frost.

« Vous savez, répondit John Lennon, l'énergie que j'ai trouvée en méditant a toujours été là – or je ne pouvais accéder à cette énergie que les jours où tout allait bien. Avec la méditation, même les jours où il pleut à verse, je trouve l'énergie dont j'ai besoin. »

La réponse de George Harrison allait dans le même sens : « L'énergie est présente, toujours et partout. La méditation n'est qu'un processus naturel qui permet d'accéder à cette énergie. Méditer chaque jour vous offre la possibilité d'entrer en contact avec cette énergie et d'en prendre chaque jour un peu plus. Conclusion : vous êtes capable de faire ce que vous faites normalement – mais vous le faites probablement en étant un peu plus heureux. »

Pour Paul McCartney, les effets de la méditation transcendantale ont été plus profonds et plus durables. Interrogé par le réalisateur David Lynch, le chanteur – qui pratique la méditation au quotidien – ne jure que par ses bienfaits : « Je pense qu'il est très bénéfique de s'accorder un moment de calme dans la journée. Mes journées sont bien occupées mais dès que j'en ai la possibilité, je médite, hormis si j'ai une chose urgente à faire. Mais bon, j'arrive toujours à trouver un moment pour méditer. La méditation transcendantale me fait vraiment du bien. »

Les Beattles ayant ouvert la voie, la MT a fait des adeptes parmi toutes les classes sociales en passant par les hommes d'affaires, les enseignants et les étudiants. Comme on peut facilement le deviner, la rapidité avec laquelle elle se popularisa tient au fait que cette pratique est simple et accessible à tous.

Sur le plan thérapeutique, la méditation transcendantale et la méditation de pleine conscience se valent.

C'est en tout cas ce qui ressort de nombre d'études dont une menée par le département d'endocrinologie et de médecine moléculaire de la faculté de médecine de l'université du Kentucky. En 2007, une équipe de chercheurs dirigée par le Dr J. W. Anderson révéla en effet que pratiquer de manière régulière la MT diminuait considérablement la tension artérielle.

Presque simultanément, une étude menée au *Center for Natural Medicine and Prevention* de la Maharishi University of Management à Fairfield dans l'Iowa a montré une baisse des taux de cholestérol chez des sujets venant de pratiquer la MT.

Trois ans plus tard, une étude du centre universitaire de médecine de Pennsylvanie montrait des différences significatives en termes de circulation sanguine dans le cerveau de méditants experts et de non-méditants. Comme pour la méditation de pleine conscience, les chercheurs ont observé des changements dans la structure du cerveau des sujets pratiquant la méditation depuis plusieurs années, avec une influence positive sur l'attention mais aussi sur les fonctions automatiques – notamment le rythme cardiaque, la digestion, la fréquence respiratoire ainsi que sur les émotions.

Un outil contre le stress

Ronald Ricardo a été l'un de mes patients. Pour cet homme de 80 ans, la seule chose qui comptait, c'était « juste de se sentir bien ». Il faut dire qu'il avait eu son lot de problèmes. Grâce aux médicaments, son diabète, son hypertension artérielle et son hypercholestérolémie étaient sous contrôle. Or il y a environ trois ans, lors d'une consultation, je sentis chez Ronald une certaine réticence quant à la poursuite du traitement.

« Tout va bien, M. Ricardo ? »

Ronald se contenta de hocher la tête.

L'examen médical ne révéla rien d'extraordinaire si ce n'est un rythme cardiaque qui dépassait les 100 pulsations par minute.

« J'ai l'impression que vous êtes un peu tendu aujourd'hui. Votre cœur bat vite.

— Oui, c'est vrai », murmura le vieil homme.

« Qu'est-ce qui vous ennuie, Ronald ?

— Rien de précis, Docteur. J'ai mal au ventre, j'ai des douleurs dans la poitrine, j'oublie des choses. C'est comme si je devenais débile. Je suis complètement déboussolé... »

Il prononça cette dernière phrase tellement doucement que j'eus du mal à entendre ce qu'il disait.

Pour autant, ce qu'il me racontait n'avait rien d'étonnant. L'activité du restaurant familial ne cessait de décliner. Son petit-fils se droguait. Ronald venait de perdre sa sœur dont il était très proche. Il oubliait constamment où il avait rangé ses lunettes et son carnet. En un mot, il était en permanence sous l'emprise du stress.

Avant que j'aie eu le temps de dire ou de faire quoi que ce soit, il laissa échapper ces mots :

« En tout cas, une chose est sûre, je ne veux pas que vous me prescriviez du Xanax ! »

Une affirmation qui ne me surprit aucunement, dans la mesure où je savais pertinemment que Ronald était la dernière personne à chercher refuge dans les médicaments.

« Que vous inspirent les médicaments, M. Ricardo ? » demandai-je d'une voix calme et posée.

« Trop compliqués pour moi », répondit-il laconiquement.

« Et que diriez-vous si je vous proposais quelque chose de simple ? »

Le visage de Ronald s'illumina, ce qui fut pour moi un réel soulagement. Ronald s'éclaircit la voix et reprit :

« Qu'est-ce que vous avez dans la tête, Docteur ? Allez, dites-moi ! »

Je lui expliquai les bienfaits de la méditation transcendantale en précisant qu'il s'agissait là d'une technique simple et accessible à tous. Convaincu, Ronald accepta de faire un essai. Je lui transmis les coordonnées d'un centre de MT non loin de son domicile.

Au cours de ces trois dernières années, j'ai pu observer de grands changements dans la vie de Ronald et ce, même si le restaurant bat toujours de l'aile et si son petit-fils n'en a pas encore fini avec la drogue.

« Je me sens tellement en paix, me dit Ronald lors d'une consultation. Je ne suis plus stressé. »

C'est exactement la raison pour laquelle la méditation transcendantale se popularise et s'impose comme une thérapie capable d'apaiser les affres d'une vie stressante. Pratiquer la MT sur une courte période suffit à générer des effets positifs comme le montre une étude menée au Massachusetts General Hospital. En effet, les chercheurs ont observé chez les personnes qui pratiquaient la MT pendant huit semaines une diminution significative de l'activation de l'amygdale droite (zone du cerveau fortement impliquée dans les émotions), ce qui laisse supposer que

la méditation peut améliorer la stabilité émotionnelle et la manière dont une personne réagit face à un stress.

Fred Davis est l'auteur d'un livre intitulé *Your Brain Is a River, Not a Rock* que l'on pourrait traduire par « Votre cerveau est une rivière, pas un rocher ». Pour cet éminent neurologue, « la méditation transcendantale efface la ligne entre le défi à relever et le stress généré. De ce fait, nous pouvons relever de plus en plus de défis sans être victimes du stress. Grâce à la MT, vous n'aurez jamais l'impression d'être face à quelque chose d'insurmontable ou que la situation va vous dépasser. »

Un avis que partage l'acteur Clint Eastwood, lui aussi adepte de la MT. « Je pratique la MT depuis presque quarante ans et, pour moi, la MT est un outil que tout le monde doit avoir et que tout le monde est capable d'utiliser contre le stress. C'est primordial car, comme on le sait, le stress est omniprésent. »

La MT ne pouvait tomber plus à point. En effet, selon une étude réalisée par le département de biostatiques de l'école de Santé publique de Bloomberg à l'université Johns-Hopkins, retarder l'apparition de la maladie d'Alzheimer, ne serait-ce que d'une année, se solderait par neuf millions de cas en moins d'ici 2050. Plus important encore,

la MT serait plus efficace que n'importe quel traitement médicamenteux dès lors qu'il s'agit de prévenir la démence.

Les mystères de la conscience

Nous sommes submergés de faits et de chiffres qui tendent à prouver les effets de la méditation et qui ne demandent qu'à être confirmés par les chercheurs penchés sur leur microscope. Or nous savons que des résultats objectifs ne contribuent à la vérité scientifique que dans une certaine limite. Nous savons aussi qu'au-delà des faits et des chiffres, il est des domaines qui fouillent eux aussi dans les profondeurs du cerveau.

Ma première rencontre avec le Dr Walter Jackson Freeman III remonte à une journée brumeuse d'octobre 1999. C'est à Brooklyn, et plus précisément dans les locaux de l'université de Long Island, que j'ai fait la connaissance de ce spécialiste en neurosciences, biologiste et philosophe – à l'époque en semi-retraite – qui fut l'un des premiers à étudier dans les laboratoires de l'université californienne de Berkeley la manière dont le cerveau génère le sens.

Je ne sentais tout petit face à l'aura de sagesse qui émanait du personnage. Avec un sourire, il esquiva la plupart des questions que j'eus l'audace de poser et se contenta de ne répondre qu'à certaines d'entre elles.

Plus tard, nous nous sommes rendus dans un restaurant thaï et, en marchant, nous avons parlé de son travail. Bien que principalement connu pour ses travaux fondés sur les concepts de la physique du chaos, c'était ce qu'il avait écrit sur les aspects fondamentaux du bonheur qui me fascinait le plus. Ses études avaient bouleversé tout ce qui avait été dit jusqu'alors. On avait déformé ses propos, on avait sous-estimé et mal compris son travail et on l'avait trompé. Sa soif de bonheur avait été pour lui la source d'une misère sans fin. Notre conversation dévia vers l'esprit et la mémoire et, tout à coup, je me trouvais face à un visionnaire aussi enthousiaste qu'un enfant.

Le Dr Freeman me parla de l'un de ses articles intitulé *Consciousness, intentionality and causality* (que l'on pourrait traduire par « Conscience, intentionnalité et causalité ») qui avait laissé son empreinte dans le monde scientifique. Dans cet article, le chercheur donnait sa définition de la conscience : « une variable d'un état intérieur global composé d'une séquence d'états de conscience momentanés. »

Qu'entendait-il par variable d'un état global ?

Pour le Dr Freeman, ce sont « les sensations, les images, les sentiments, les pensées et les croyances qui constituent l'expérience de la causalité. »

« Est-ce que cela a du sens pour vous ? » me demanda-t-il avec une pointe d'humour.

Bien évidemment. En fait, j'étais heureusement surpris de constater que cette définition et ce point de vue étaient proches de ce qui était ressenti et prêché dans des temps reculés. La conscience ou *citta* en sanskrit est considérée comme ayant le potentiel du savoir et de la pensée. *Citta* n'a aucune substance, aucune forme tangible, aucune place où rester. *Citta* est un état qui change perpétuellement et voyage indéfiniment sans avoir ni départ ni fin.

Pour revenir à la définition du Dr Freeman, le cerveau évolue dans un processus de va-et-vient en réaction aux sensations, images, pensées et croyances. Qu'on lui donne le nom de conscience, âme ou esprit – peu importe, les attributs relatifs à l'esprit dépendent du voyage propre à chacun.

Cette conclusion est significative dès lors qu'on s'intéresse à l'art de la méditation. À la différence d'un médicament avalé sans qu'il y ait besoin d'une grande initiative personnelle, la méditation est un parcours individuel qui nécessite une motivation et un engagement *personnels* du sujet.

Un événement d'une importance capitale émerge de ces concepts.

> Le Dr Freeman a souvent cité le mathématicien britannique Sir Roger Penrose, qui, en 1994, dans un livre intitulé *The Emperor's New Mind* (ou *Le nouvel esprit de l'empereur*) avançait que des lois de la physique que l'on connaît ne suffisent pas à expliquer le phénomène de la conscience, un argument qui repose sur le fait que la conscience transcende la pensée logique. En disant cela, le chercheur se réfugiait derrière le principe de la théorie quantique en tant que processus alternatif qui pourrait permettre à la conscience d'émerger.
>
> Par le plus grand des hasards, de l'autre côté de l'Atlantique à des milliers de kilomètres, Stuart Hameroff, anesthésiste et professeur à l'université de l'Arizona consacrait toute son énergie intellectuelle et créative à l'étude des microtubules – parties essentielles du cytosquelette ou squelette des cellules – qui, croyait-il, pouvaient être le berceau de notre système de traitement de l'information. Pour Hameroff, comprendre le fonctionnement, aux niveaux moléculaire et supra-moléculaire, des microtubules des cellules dans le cerveau pourrait lever le voile sur le mystère de la conscience.
>
> Penrose et Hameroff étaient faits pour se rencontrer. La rencontre eut lieu en 1992 et ce qui suivit tint du miracle. Hameroff prêta ses microtubules à la théorie quantique de Penrose, ce qui donna naissance à la réduction objective orchestrée. Pendant deux ans, tous deux cherchèrent à prouver que la conscience résulte de la présence de vibrations quantiques dans des structures infiniment petites du système nerveux central, appelées microtubules. Elle dériverait d'activités se produisant au niveau le plus profond des cellules, majoritairement les neurones.
>
> Avec audace et courage, ils allèrent contre les idées d'alors afin de prouver que la conscience reposait sur un traitement quantique non informatisé – qui donc ne pouvait être reproduit selon une logique informatique – réalisé par des qubits (unité de stockage

de l'information quantique) qui se formaient sur les microtubules cellulaires, un processus considérablement amplifié dans les neurones. Immédiatement, les détracteurs remirent en question le travail des deux chercheurs, affirmant que la théorie était opaque et non crédible. Le physicien Anirban Bandyopadhyay du National Institute for Materials Science à Tsukuba (Japon) (aujourd'hui en poste au MIT) vint à leur secours. Corroborant la théorie de deux hommes, il émit l'hypothèse selon laquelle même les rythmes enregistrés lors d'un encéphalogramme dérivaient de vibrations au plus profond des microtubules. Les travaux effectués au sein du laboratoire du Dr Roderick G. Eckenhoff à l'université de Pennsylvanie révélèrent que l'anesthésie qui de manière sélective efface la conscience tout en épargnant les activités cérébrales non conscientes, agit également via les microtubules présents dans les neurones, une découverte qui allait faire fermer leur clapet aux sceptiques. Ces théories révolutionnaires demandaient à être confirmées par des essais cliniques basés sur la stimulation cérébrale via des ultrasons transcrâniens.

Euphoriques, Hameroff et Penrose interrogèrent la communauté scientifique. *La conscience se développe-t-elle à partir d'un processus de computation quantique comme le revendiquent la plupart des chercheurs ou a-t-elle, dans un certain sens, toujours été là comme le laissent entendre les approches spirituelles ?*

La science a soudainement basculé dans un monde lointain mais aussi infiniment proche. En un rien de temps, les microtubules ont pris l'odeur de l'herbe sur laquelle Bouddha et sa conscience s'étaient un jour assis, laissant entrevoir des avancées majeures pour les personnes souffrant de la maladie d'Alzheimer. Le spectacle terrifiant des plaques amyloïdes anéantissant les microtubules présents dans les neurones nous obligeait à regarder les choses en face.

Comme toujours, une découverte soulève de nouvelles questions.

La méditation, avec sa capacité à modifier les cellules nerveuses (neuroplasticité), peut-elle restituer l'énergie quantique qui fait défaut aux microtubules agressés par les premiers effets de la maladie d'Alzheimer ?

La méditation peut-elle prévenir la dégénérescence avec sa capacité illimitée à cristalliser l'énergie qui est la sienne, et ce avant que la maladie d'Alzheimer se déclare ?

Les ondes électriques émises durant la méditation peuvent-elles protéger les microtubules ?

Les possibilités sont infinies et les résultats des nombreuses études nous disent que nous avons raison d'espérer.

L'histoire ne fait que se répéter. Jadis, les sages défendaient des pratiques qui, des siècles plus tard, furent au cœur d'études scientifiques qui, au final, confirmèrent leurs bienfaits. À l'époque à laquelle vécut Siddhârtha, personne ne savait quoi que ce soit sur les terminaisons nerveuses et les microtubules. Le simple fait de s'asseoir seul dans le lieu calme et tranquille et de fixer son attention donnait des résultats bien meilleurs que tous les produits qui sortent aujourd'hui des laboratoires.

Il est temps que les médecins prescrivent comme traitements des séances de méditation à leurs patients.

CHAPITRE 4

De Nâlandâ à l'université de Harvard : l'extraordinaire voyage du yoga

Le yoga est la cessation des fluctuations du mental.

Le voyant prend la forme des modifications du champ mental.

Patañjali, Yoga-sûtras

À quelque 90 km au sud-est de Patna, actuelle capitale de l'État du Bihar au nord-est de l'Inde, se situe la ville de Rajgir, entourée de montagnes silencieuses et de collines verdoyantes. C'est dans ce décor paisible qu'est née au Vᵉ siècle avant notre ère l'université de Nâlandâ. Sous le patronage des rois de la dynastie Gupta, connue dans l'histoire indienne sous le prestigieux nom d'*âge d'or,* et nourri par les enseignements sacrés de Bouddha, celui qui fut l'un des premiers centres universitaires bouddhistes demeura des siècles durant la cité du savoir.

À l'université de Nâlandâ, toutes les matières enseignées devaient permettre à chacun d'accéder à la sagesse. Nâlandâ fut le berceau de nombreux intellectuels bouddhistes.

La philosophie, la musique, la spiritualité, les mathématiques, l'astronomie, la logique – soit toutes les branches possibles de la connaissance – étaient enseignées dans huit bâtiments résidentiels et éducatifs, dix temples et de nombreuses salles de méditation et salles de classes. Véritable chef-d'œuvre architectural, l'enceinte construite en briques rouges entourait l'immense campus. Les monastères et les salles dans lesquelles les moines vivaient et étudiaient étaient entourés de lacs et d'étangs. Les étudiants, avides d'apprendre, venaient du monde entier, notamment de Chine, du Tibet, de Perse et de Grèce.

Au sommet de sa gloire, l'université comptait 10 000 étudiants et 2 000 professeurs, dont Bouddha. Comme on peut l'imaginer, le bâtiment le plus extraordinaire en ces lieux était la bibliothèque universitaire composée de trois bâtiments dans lesquels étaient regroupés les textes hindous et bouddhistes étudiés par les moines.

Où commença le voyage

Dans cet écrin de savoir infini, le yoga prit toute la place qui lui était due. Au fil des siècles, nombre de fables ont été contées et nul ne peut donner de faits concrets quant au fondement de ce mode de vie qui a su résister au temps qui passe et trouver tout son sens dans la civilisation moderne.

Considéré comme le père ou le fondateur du yoga, le sage indien Patañjali décrivit dans cent quatre-vingt quinze *sûtras* ou versets les différentes manières d'intégrer le yoga dans la routine quotidienne d'une vie dictée par la morale. Si on ignore la date exacte à laquelle ont été compilés les *sûtras*, on suppose qu'ils ont été rédigés vers l'an 200 avant notre ère.

Les enseignements de Patañjali reposent sur les huit branches du yoga. Appelées également les huit membres de l'*Ashtanga Yoga* (*ashta* signifiant « huit » et *anga* voulant dire « membre, étape, branche »), ces étapes décrivent la ligne de conduite morale à suivre pour mener une vie pleine de sens.

Les huit branches de l'*Ashtanga Yoga* qui permettent d'accéder à la contemplation profonde ou état d'extase sont les suivantes :

- *yamas* (disciplines éthiques),
- *niyamas* (observances individuelles),
- *asanas* (postures),
- *pranayama* (contrôle de la respiration),
- *pratyahara* (retrait sensoriel),
- *dharana* (concentration),
- *dhyana* (méditation)
- et *samadhi*, l'étape finale du parcours.

Il serait facile de considérer ces différentes étapes comme n'étant ni plus ni moins que des suggestions spirituelles, typiques d'une ère caractérisée par une imagination exaltée sans véritable fondement scientifique. Mais Patañjali, personnage incontournable de la tradition bouddhique, était aussi médecin. Il est donc difficile de prendre ses écrits à la légère. Le fait que les huit étapes du savoir proposées par Patañjali soient en quelque sorte sa prescription en tant que médecin pour permettre à tout un chacun d'être en bonne santé physique et morale nous pousse à vouloir en savoir plus sur le sujet.

À juste titre, sous l'œil scrutateur des chercheurs occidentaux, le yoga en tant que concept est présenté comme un ensemble de valeurs reposant sur des techniques de respiration, des postures, des exercices de renforcement musculaire et la méditation. Si cette définition peut sembler quelque peu réductrice, elle est toutefois compréhensible. En effet, ce n'est pas parce que l'Occident avait un problème vis-à-vis de l'Orient que cette technique a été réduite à sa plus simple expression mais parce que les bienfaits procurés par les exercices et les postures ont été scientifiquement prouvés. Le yoga s'est ainsi vu élevé au rang de pragmatisme profond, libéré de toute intrusion de chamailleries et scrupules religieux.

Le *Hatha Yoga*, enchaînement de postures et d'exercices respiratoires, est la forme de yoga la plus pratiquée en Occident. Plus physique que les autres types de yoga, le *Hatha Yoga* se focalise sur le contrôle du souffle ou respiration consciente avec des inspirations prolongées, la rétention de l'air inspiré et des expirations profondes. Le caractère physique de l'*Hatha Yoga*, à travers les *asanas* ou postures, repose sur le concept d'étirer et de tonifier les différentes parties du corps en apportant un surplus d'oxygène aux organes et, par-delà, en stimulant le système nerveux. **La technique de la respiration abdominale et l'attention fixée sur l'expérience physique du moment ont des répercussions sur le mental.**

Cette attention sensorielle portée sur le moment présent fait écho à la philosophie bouddhiste de la méditation de pleine conscience. Un lieu de rencontre qui ne devrait pas nous surprendre lorsqu'on sait ce vers quoi tendait l'université Nâlandâ.

La rencontre du yoga et de l'université de Harvard

Comment le yoga est-il arrivé jusqu'en Occident ? L'honneur revient, en grande partie, à un moine indien qui fut aussi l'un des plus grands esprits scientifiques que l'Inde donna. Celui que l'on appelle Vivekâmanda en Occident est une âme extraordinairement intelligente qui sut captiver la communauté américaine intellectuelle et spirituelle avec une éloquence qui charmait son auditoire et des convictions d'une grande audace.

Le 25 août 1893, Swâmi Vivekâmanda rencontra John Henry Wright, qui portait le plus prestigieux titre universitaire de l'époque en sa qualité de doyen de la faculté des Arts et des Sciences de l'université de Harvard. La rencontre fut de courte durée mais suffisamment longue pour que le professeur Wright, émerveillé par la grande connaissance de Vivekâmanda, demande au moine de prendre la parole devant le Parlement des religions du monde qui devait se réunir un mois plus tard à Chicago.

Ce qui suivit est digne d'un conte de fées, encore que très américain. Lorsque Vivekâmanda dit au professeur Wright qu'il n'avait aucune référence légitimant sa participation au sommet, Wright lui répondit : « Swâmi, vous demander des références reviendrait à demander au soleil de prouver qu'il a le droit de briller. » Wright adressa donc un courrier au président du Parlement, lui suggérant d'inviter Vivekâmanda, qui, précisa-t-il, « est plus érudit que l'ensemble de tous les érudits ».

La prise de parole de Vivekâmanda fut la base sur laquelle prit appui le pont qui allait permettre à la philosophie orientale d'arriver en Occident. Suite à sa prise de parole, les universités de Harvard et de Columbia proposèrent au moine de prendre la présidence de leur département de Philosophie orientale respectif, proposition que Vivekâmanda déclina poliment.

Mais Vivekâmanda avait semé des graines qui ne tarderaient pas à éclore. Comme nous le verrons, l'université de Harvard s'imposa quasiment comme l'épicentre de la gestion de la santé basée sur le concept de l'union du corps et de l'esprit tel que prôné par Vivekâmanda. Parmi tous ses enseignements, ses discours sur le *Raja Yoga* que l'on pourrait traduire par « union par la maîtrise du mental » ont résisté à l'épreuve du temps. Comme l'indiquait Vivekâmanda, le *Raja Yoga* est la méthode qui conduit à la concentration de l'esprit et au contrôle des forces mentales qui, en temps ordinaire, sont dispersées et soumises à des fluctuations, par la pratique des huit étapes que Patañjali décrivit dans ses yoga-sûtras. Parmi les huit étapes, Vivekâmanda insista tout particulièrement sur *pranayama* ou le contrôle de la respiration.

Pranayama est la branche qui permit au yoga de faire son entrée dans la pratique de la médecine moderne. Le terme *pranayama* est constitué de deux mots sanskrits : *prana* signifiant la force de la vie, la vitalité, l'énergie, le souffle vital et *yama*, le fait de maîtriser ou contrôler le *prana* grâce à différentes techniques permettant de modifier intentionnellement la respiration selon le résultat souhaité, ou *ayāma*, le fait d'étendre ou d'étirer, de prolonger la force de la vie. *Pranayama* a réussi à trouver son chemin pour pénétrer dans tous les grands centres de santé universitaires.

Les trésors venus de l'université de Nâlandâ

Ses recherches sur la méditation ont conduit Joseph Loizzo de l'université de Nâlandâ jusqu'au point de rencontre de la recherche conventionnelle et de la tradition contemplative. La tradition Nâlandâ, originaire d'Inde, est aujourd'hui encore très présente au Tibet. Le chercheur du *Center of Integrative Medicine* du *Weill Cornell Medical College* a voulu étudier en détail les théories naturalistes et les méthodes empiriques de la tradition Nâlandâ qui ont réussi à combler le gouffre qui sépare une science objective et une contemplation subjective.

La Fondation Avon a récemment financé une étude pilote menée par le *Weill Cornell Medical College* sur soixante-huit personnes ayant survécu à un cancer du sein. Je ne vous surprendrai pas en vous disant que toutes souffraient de stress, de dépression et d'anxiété – manifestations légitimes du tourbillon violent d'une souffrance continue. Les chercheurs ont découvert que, comparé à d'autres traitements, y compris une réduction du stress reposant sur la méditation de pleine conscience, des exercices aérobiques et la prise d'antidépresseurs classiques, le Programme Nâlandâ permettait d'avoir une meilleure qualité de vie et d'échapper au traumatisme dû à la maladie.

Mais en quoi consistait précisément le Programme Nâlandâ ? Avant de répondre à cette question et de vous présenter le programme plus en détail, il me semble important de prendre en compte un autre point de vue.

Récemment, des neuroscientifiques ont étudié les différentes manières dont les individus réagissent face à une situation stressante en tant qu'événement récurrent secondaire à deux événements. Le premier comprenait tout un éventail de « concepts appris » reflétant la manière dont un individu se considère et considère la société qui l'entoure, parmi lesquels l'âge, le sexe, les origines ethniques, l'implication, l'efficacité personnelle et le statut socio-économique. Le second incluait la réaction du sujet face à une souffrance – anxiété, hostilité, honte, détresse, découragement ou dépression – et les mécanismes pour surmonter cette souffrance. Autant de points qui, selon les croyances conventionnelles, ont façonné le mental afin qu'il s'adapte.

Les modèles cognitifs et comportementaux ont changé mais, au lieu de basculer dans la nouveauté et l'originalité, ils sont revenus vers ce qui prévalait du temps de l'université de Nâlandâ. Contrairement à l'hypothèse selon laquelle tous les états pathologiques, y compris le stress, sont des éléments externes qui provoquent une réaction apparente, la tradition indo-tibétaine considère que ces états sont des dérèglements internes résultant d'une incapacité à s'adapter.

Ce sont des situations endémiques qui sont inhérentes et uniques chez un individu dès lors qu'elles sont exacerbées par la maladie, le vieillissement et l'agonie.

Jadis, la souffrance, le vieillissement et la mort étaient considérés comme des conditions humaines existentielles et non comme des *intrusions étrangères*. La médecine moderne pâtit d'une vision populiste où tous les hommes, toutes les maladies et tous les traitements sont normalisés et gravés dans le marbre, la sensibilité propre à une âme étant totalement mise de côté.

Trop souvent, cette vision étriquée favorise une résistance au traitement.

Les composantes de l'individualisme et de l'adaptation

Mais alors, que propose la science indo-tibétaine pour guérir le stress ? Face à une situation menaçante, le comportement d'un individu est soit réactionnaire, soit adaptatif.

Réactionnaire	Adaptatif
Implication de soi	Connaissance de soi
Maladie insensée	Maladie significative
Reproduction déraisonnée	Production raisonnée
Vie compulsive	Vie libérée
Cramponnement compulsif	Lâcher prise volontaire
Désir insatiable addictif	Renoncement sobre
Émotion négative	Émotion positive
Conscience aliénée	Conscience connectée
Construction de soi isolée	Construction de soi tranquille
Perception déformée	Perception réaliste
Sensation réactive	Sensation proactive

Le Dr Joseph Loizzo et son équipe ont enseigné aux personnes ayant survécu à un cancer du sein huit techniques et douze stratégies au cours d'un programme d'apprentissage contemplatif de vingt semaines. Les chercheurs ont basé le programme sur deux modules avec, d'une part, un module collectif de huit semaines axé sur l'enseignement de techniques méditatives et, d'autre part, un module de douze semaines avec des conférences, des discussions et des exercices d'apprentissage expérimentaux accompagnés d'exercices de méditation guidée à faire chaque jour chez soi.

L'intention du Dr Loizzo était claire, objective et en total accord avec le mode de pensée tibétain. Les techniques et les stratégies enseignées correspondaient aux besoins propres à chaque individu en fonction des défis qu'il avait à relever.

Les techniques devaient permettre à chacun de développer ses aptitudes, à savoir une attention plus soutenue, une respiration profonde et un apprentissage contemplatif basé sur la visualisation. L'étude a montré que cette approche intégrative améliorait non seulement le bien-être général de chaque individu mais aussi le bien-être émotionnel et fonctionnel tels que mesuré par des barèmes standards utilisés pour évaluer la qualité de vie de sujets souffrant d'un cancer.

Selon moi, quelque chose de plus concret et de plus profond est ressorti de cette expérience. En effet, les résultats laissent également supposer que toute la théologie des pratiques indo-tibétaines reposant sur l'union du corps et de l'esprit pourrait parfaitement être intégrée par les Occidentaux afin d'améliorer leur qualité de vie. Le fait que ces techniques soient accessibles à tous explique le caractère universel du yoga.

Le stress : ce fléau inéluctable

Pourquoi sommes-nous toujours aussi stressés ? Presque comme un héritage, certaines maladies se déclarent, prolifèrent et finissent éternellement par l'emporter. Crises cardiaques, accidents vasculaires cérébraux, cancers, la liste ne cesse de s'allonger. Ce sont les puissances du monde médical qui dictent les conditions, sont l'enjeu d'énormes intérêts, font l'objet de recherche et motivent les industries.

Mais sous ces dynasties en place, on trouve des familles plus petites, modestes, presque sournoises : les typiques briseurs de roi comme on dit.

Dans notre communauté scientifique, nous les appelons « facteurs de risques ». Et parmi tous les facteurs de risques, la palme revient au stress. Le stress est un facteur de risques à part. Indéterminé et personnel, le stress n'a pas son pareil pour s'enrouler tel un serpent autour de la nature humaine.

Manifestation d'un trouble de l'anxiété généralisée ou conséquence d'un traumatisme à la fois émotionnel et physique (ce que l'on appelle « trouble ou syndrome de stress post-traumatique »), le stress a une connotation psychologique évidente. Le mental cède à la pression alors qu'un sentiment d'impuissance et de désespoir prend le dessus.

George Libman Engel peut nous aider à mieux comprendre ce tumultueux état d'esprit. Ce psychiatre américain, qui a fait la plus grande partie de sa carrière au centre médical de l'université de Rochester dans l'État de New York, est à l'origine du modèle biopsychosocial ou BPS qui, selon moi, est le point de vue le plus complet et le plus scientifique émis sur un état pathologique. Pour le Dr Engel, la santé et la maladie sont les conséquences de l'interaction de facteurs biologiques, pyschologiques et sociaux. Aux facteurs génétiques et biochimiques ou attributs biologiques s'ajoutent des facteurs psychologiques (humeur, personnalité et comportements) et des facteurs sociaux (problèmes médicaux, causes socio-économiques, caractéristiques familiales et culturelles). Une interaction continue entre les facteurs biologiques d'un individu, la société et le psychisme donne un aperçu général d'une maladie.

Mais que se passe-t-il quand on sombre dans un état affectif d'impuissance et de désespoir, ce qu'Engel appelle « le complexe d'abandon » ?

1. Le sentiment de se trouver devant un mur ou dans une impasse sans qu'il y ait l'espoir de sortir de cette situation.
2. Une mauvaise image de soi, le fait de totalement sous-estimer ses propres capacités.
3. Un manque profond de gratification, très peu de satisfaction dans son travail ou un manque de reconnaissance de la part de sa famille.
4. Une rupture totale avec le passé, le présent et le futur, avec un afflux de pensées négatives remontant du passé qui assombrit le processus de la pensée.

Un autre Américain, Lawrence LeShan de l'université Roosevelt et de la *New York School of Social Research* a voulu en savoir plus sur les différentes phases du sentiment d'impuissance. Pour le psychologue américain, la première phase est le reflet des premières expériences, croyances et premiers modèles de pensées d'un individu. La deuxième est une acceptation – se conformer à la situation, faire preuve d'une nonchalance qui montre l'absence de toute inventivité et innovation et tromper son entourage en affichant un certain phlegme. La troisième et dernière phase est une rupture, une capitulation, un renoncement à quelque chose qui autrefois avait de l'importance, que ce soit un travail ou une relation, qui achève de faire sombrer la personne dans les eaux tranquilles du désespoir – un négativisme total qui aura un impact majeur sur ce qu'elle fera de sa vie.

Pour LeShan, de ces trois phases ressortent les croyances suivantes :

1. La conviction intime que nul ne peut venir en aide.
2. La certitude qu'aucun changement n'est possible ou permis, qu'une épaisse couche nuageuse empêche à tout jamais le soleil de briller.
3. La persuasion négative que le sentiment d'impuissance perdurera, même si un changement est mis en place.

Autant de situations qui nécessitent que la personne soit aidée. Néanmoins, ces situations persistent – de manière quelque peu surréaliste – au détriment de la victime qui est prise au piège d'un esprit désespéré qui se convainc que la situation ne peut que perdurer sans qu'une solution soit envisageable. D'une certaine manière, toutes les émotions étant retenues, la personne sous l'emprise du stress continue à aller au restaurant, à se rendre à son travail, à regarder la télévision et à assumer pratiquement toutes ses activités quotidiennes.

Or ce type de situation ne fait qu'aggraver les troubles physiques car si le mental est secoué, le physique n'est pas épargné. Une maladie devient critique dès lors que le mental s'effondre.

Nombre d'articles vont en ce sens et, de son côté, le Dr LeShan a donné un exemple quelque peu dérangeant de ce qui peut arriver lorsque le corps et l'esprit n'en peuvent plus. Lors d'un entretien, Jenny, alors atteinte d'un cancer en phase terminale, prononça cette phrase d'une voix faible mais tranquille : « Oh, je ne suis pas surprise de ce qui m'arrive. Dès le début, j'ai su que c'était sans espoir pour moi et que je ne serais plus jamais heureuse. »

Cette réflexion nous conduit directement à Aaron Beck. Considéré comme le père de la thérapie cognitive, le Dr Beck fut le premier à faire des recherches dans les domaines de la psychothérapie, psychopathologie, psychométrie et sur les envies suicidaires. On lui doit la *triade cognitive de Beck,* également connue sous le nom de *triade cognitive dépressive de Beck,* vision irrationnelle et pessimiste des trois éléments fondamentaux du système de pensée d'une personne. La triade est constituée de *pensées automatiques, fugitives et sans attention consciente* sur soi, le monde ou l'entourage et l'avenir.

Ce concept a débouché sur deux avancées majeures en psychiatrie : les échelles d'évaluation du sentiment d'impuissance et de l'anxiété et l'essence de la thérapie cognitive. Une personne remplit, avec ou sans l'aide d'un enquêteur, un test psychologique sous la forme d'un inventaire portant sur vingt points, destiné à mesurer trois aspects fondamentaux du sentiment d'impuissance : sentiment quant à l'avenir, perte de motivation et attentes. Parmi les principaux points abordés :

- Je ferais aussi bien d'abandonner dans la mesure où il n'y a rien que je puisse faire pour améliorer les choses.
- Il m'arrive d'être particulièrement chanceux(se) et j'espère avoir dans la vie plus de bonnes choses qu'une personne ordinaire.
- Je n'ai jamais ce que je veux, c'est donc idiot de vouloir quelque chose.
- Mes expériences passées m'ont préparé(e) à affronter le futur.

Alors que la gestion du stress est un thème largement abordé dans les supports de communication, le cœur du problème semble découler autant d'un événement personnel que le fait d'être lié à l'environnement. En d'autres termes, si l'environnement joue un rôle dans l'apparition d'un stress, certains individus sont plus réceptifs que d'autres et c'est ce point sur lequel les chercheurs vont se pencher.

Le cortisol, également connu sous le nom d'hydrocortisone, est la principale hormone stéroïdienne naturellement sécrétée par les glandes surrénales en réaction à un stress. Cette hormone du stress comme on l'appelle, est depuis longtemps un sujet de recherche cher aux chercheurs. Une exposition excessive à cette hormone suite à un incident générant un stress a des répercussions importantes, souvent inquiétantes, sur l'organisme avec des effets, y compris, mais pas seulement, sur l'humeur, l'anxiété, mais aussi les distorsions cognitives pouvant notamment se traduire par l'apparition de la maladie d'Alzheimer. Selon une étude menée récemment par une équipe du Johns-Hopkins Hospital, des différences spécifiques et singulières liées à la constitution génétique de chaque individu expliquent les différences quant à la sécrétion de cortisol lors d'un stress.

Un neurotransmetteur appelé dopamine serait un acteur majeur comme le montre une étude menée au sein du McLean Hospital affilié à la faculté de médecine de Harvard. En effet, les chercheurs ont identifié la dopamine comme étant la première source de toutes les perturbations liées à un stress, la dopamine étant l'élément déclencheur de libération du CRF ou *Cortisol Releasing Factor*, la principale substance chimique responsable de la tempête émotionnelle et organique. Et les chercheurs d'observer également qu'être exposé dans la petite enfance à une maltraitance, un stress ou autre traumatisme perturbe les interactions normales dopamine-CRF.

Mais que se passe-t-il lorsque nous sommes sous l'emprise d'un stress ?

Les choses sortent du champ psychiatrique dès lors que le stress devient inéluctable. Pressions familiales, sociales ou professionnelles, peu importe. Nous faisons partie des *Homo sapiens* qui avons la malchance d'être condamnés au stress.

Les manifestations d'un stress sont diverses, certaines étant subtiles, voire difficiles à identifier : maux de tête au cours de la journée, fatigue inexpliquée, insomnie, agitation, baisse de la libido. Parmi les autres manifestations physiques les plus courantes, une oppression au niveau de la poitrine, la sensation de manquer d'air et une sudation excessive des mains et autres extrémités. Ces symptômes, qui vont souvent de pair avec des perturbations émotionnelles et mentales, sont les conséquences directes de l'emprise d'un stress. Ne pas pouvoir se concentrer, être irascible et ne pas être sûr de soi sont autant de manifestations d'un esprit stressé sauf preuve du contraire.

L'Inventaire d'anxiété du Dr Beck est un outil pertinent qui arriva à point nommé. Publié pour la première fois en 1988 dans le *Journal of Consulting and Clinical Psychology*, cet inventaire repose sur un auto-questionnaire portant sur vingt et un points à choix multiple, l'objectif étant d'évaluer sur une échelle de 0 pour « pas du tout » à 3 pour « beaucoup » jusqu'à quel point chaque symptôme a affecté la personne au cours des sept derniers jours.

Le stress générant, comme nous l'avons vu, des effets variables selon le sujet, je vous propose de découvrir en détail le questionnaire du Dr Beck.

- Sensation de picotements ou d'engourdissement
- Bouffées de chaleur
- Jambes molles, tremblements dans les jambes
- Incapacité à se détendre
- Crainte que le pire se produise
- Étourdissement, vertige ou désorientation
- Battements du cœur forts ou rapides
- Instabilité dans les mouvements
- Terreur, épouvante
- Nervosité
- Sensation d'étouffement
- Tremblements dans les mains
- Vacillements, tremblements
- Peur de perdre le contrôle
- Difficultés à respirer
- Peur, effroi
- Indigestion, maux de ventre
- Peur de mourir
- Sensation de défaillance
- Visage en feu
- Sudation (non liée à la chaleur)

La note globale obtenue en additionnant le score des vingt et un items est comprise entre 0 et 63.

- 0 – 7 : anxiété mineure
- 8 – 15 : anxiété légère
- 16 – 25 : anxiété modérée
- 26 – 63 : anxiété sévère

Mais comme nous le savons, donner des chiffres et poser un diagnostic sont deux choses totalement différentes. Personnellement, j'ai noté un phénomène de tout ou rien chez un grand nombre de patients stressés, certains n'arrêtant pas de parler, de trembler alors que d'autres se murent dans un silence et ne laissent rien transparaître.

L'histoire de Pat Lucas illustre parfaitement ce que je veux vous faire comprendre. La première fois que je l'ai rencontrée, Pat était posée mais silencieuse – je dirais même excessivement silencieuse. Elle se contenta de me dire qu'elle se sentait en permanence fatiguée. À l'époque, Pat avait 48 ans. Divorcée depuis peu et ayant à charge deux fils lycéens, elle avait dû se résoudre à prendre deux emplois. Je rétorquai que la vie qu'elle menait expliquait qu'elle soit physiologiquement fatiguée mais que dans la mesure où cette fatigue était tenace, j'allais rechercher d'autres causes. Je prescrivis donc des analyses de sang, globules blancs, globules rouges, plaquettes et autres, mais aussi un dosage de vitamine B_{12} et un bilan thyroïdien. Elle me demanda de lui prescrire des médicaments pour lui « donner un coup de fouet », ce que je refusai poliment dans la mesure où je n'avais aucune donnée tangible. Les analyses ne montrèrent rien d'anormal. Pas d'hypothyroïdie, pas de carence vitaminique et pas d'anémie.

Deux mois plus tard, Pat revint me voir. Elle me parut quelque peu agitée. Elle me dit qu'elle savait ce qui l'ennuyait et ce qui pouvait expliquer en partie sa fatigue. Elle ressentait des douleurs chroniques dans le bas du dos et une sensation de brûlure à chaque fois qu'elle urinait. Pat était on ne peut plus factuelle et lorsque je lui ai demandé pourquoi elle ne m'avait pas parlé de ces symptômes lors de sa première visite, elle me répondit tout simplement que

« ça lui était sorti de la tête et que de toute façon les symptômes n'étaient pas suffisamment forts pour perturber son quotidien. »

D'après elle, la douleur n'était pas une douleur vive qu'on ne peut en aucun cas ignorer. Non, c'était plutôt une douleur qui tiraillait de temps à autre, une douleur subtile qui pouvait passer inaperçue. Idem pour la sensation de brûlure : *« ça va et ça vient »*. Pat me confia que ça ne la gênait pas vraiment sauf quand elle y prêtait attention.

Lors de l'examen clinique, Pat se redressa d'un bond lorsque je palpai le côté gauche de son ventre. La douleur était-elle due à une infection urinaire ? À un calcul rénal ? La sensation de brûlure lors de la miction était-elle liée à la présence d'une bactérie ? J'avais toutes les raisons de prescrire une analyse d'urines avec une mise en culture. Et pour ne pas passer à côté de quelque chose, je prescrivis également une échographie des reins. Pat refusant de prendre des médicaments, je lui recommandai de boire beaucoup d'eau et de se rendre immédiatement aux urgences si la douleur augmentait.

Comme vous vous en doutez certainement, les analyses de sang et l'échographie ne décelèrent d'anormal. Six mois plus tard, je reçus Pat pour la troisième fois. Cette fois, elle était très agitée et se plaignit du fait que je n'avais pas été capable de trouver l'origine de ses problèmes de santé. Elle m'apprit qu'en plus des autres symptômes, elle souffrait maintenant d'un mal de tête qui refusait de partir. Pat simulait-elle ? Était-elle hypocondriaque ? Cherchait-elle une manière d'obtenir certains médicaments ? Ces trois options étaient tout à fait plausibles. Mais ce qui était également envisageable, c'était que Pat était sous l'emprise d'un stress – ce qui était bel et bien le cas. Elle s'ouvrit au moment où je cherchai à en savoir un peu plus sur sa vie privée.

Depuis son divorce, un désaccord insupportable et tumultueux ne cessait de la torturer. N'étant pas du genre à se lamenter sur ce qui n'était plus, elle tentait de faire front, refusant de se laisser submerger par des pensées appartenant au passé, les regrets mélancoliques et une nostalgie ne présentant aucun intérêt. Pour y échapper, elle s'était plongée dans le travail et comme cela ne suffisait pas, elle avait travaillé encore et encore. Résultat, elle était épuisée et n'avait plus la moindre énergie. Pire, son corps commençait à ne plus pouvoir supporter le lourd fardeau qu'elle lui imposait et protestait par la douleur, la fatigue et les maux de tête dus à la tension.

Sommes-nous génétiquement prédisposés au stress ? Nul ne peut répondre catégoriquement à cette question. Si certaines personnes ont tendance à être dans un état de stress, il leur est possible d'en sortir grâce aux médicaments mais également aux nombreuses autres options qui permettent de gérer le stress sans en passer par les traitements pharmaceutiques. Devant les effets désastreux d'un stress permanent sur le cœur et l'esprit, les chercheurs ont réussi à proposer des solutions alternatives comme demander de l'aide ou s'adresser à un spécialiste ou avoir recours à des techniques ne requérant pas l'intervention d'un tiers telles que pratiquer une activité physique, regarder un film, écouter un CD invitant à la relaxation, prendre quelques jours de repos, s'adonner à son passe-temps préféré, soit autant de solutions certes passagères mais indispensables pour un esprit épuisé.

Il est également essentiel de *canaliser* le stress et trouver comment maîtriser les éléments déclencheurs et les effets néfastes qui l'accompagnent. Il est, par ailleurs, important de réaliser à quel point on est en accord avec soi-même.

Pour le Dr LeShan, un individu doit dans un premier temps accepter d'être tel qu'il est et chercher à atteindre une plénitude intérieure. Comment ? Être convaincu que la vie, quelle qu'elle soit, a sa raison d'être invite à la réalisation de soi-même – être convaincu qu'il y a un chemin pour chaque voyageur et un abri pour celui qui le demande – que chacun a son étoile dans le ciel et ce quelle que soit la distance à laquelle elle scintille.

Stress, démence de type Alzheimer et yoga

Mais qu'est-ce que le stress a à voir avec la maladie d'Alzheimer ? Une question à un million de dollars à laquelle le Dr Linda Mah de l'université de Toronto a trouvé une réponse dans son laboratoire de neurosciences. À la tête d'une équipe canadienne, la psychiatre a découvert que le stress, présenté comme une réponse adaptative à un problème spécifique, a des répercussions nuisibles sur trois zones importantes du cerveau à savoir l'amygdale, le cortex préfrontal et l'hippocampe.

L'hippocampe est dans l'œil du cyclone. Cette structure cérébrale, qui joue un rôle crucial dans la mémoire, et plus précisément la mémoire épisodique, intervient également dans la régulation des émotions en retransmettant des informations sur une menace spécifique *via* ses nombreuses connexions avec l'amygdale et le cortex préfrontal. En temps normal, l'hippocampe permet à une personne de faire la différence entre une situation menaçante et une situation rassurante.

En résumé et pour faire simple, l'amygdale permet de détecter une menace et de générer une réponse émotionnelle comme la peur et l'anxiété. *A contrario*, l'hippocampe et le cortex préfrontal médian régulent les émotions afin qu'elles ne soient pas excessives. Dans une parfaite harmonie, cet équilibre crée une adéquation émotionnelle entre l'amygdale et l'activité conjointe de l'hippocampe et du cortex préfrontal. Le Dr Mah et son équipe ont réussi à prouver que le stress détruit totalement cet équilibre en empêchant la régulation des émotions.

En assemblant les données issues d'études menées sur des animaux de laboratoire, de scanners de cerveaux humains et les effets nuisibles de taux excessifs de catécholamine et de cortisol libérés lorsqu'une personne est sous l'emprise d'un stress, les chercheurs sont parvenus à démontrer une activité désorganisée et excessive de l'amygdale, incapable de gérer les réponses émotionnelles et la dégénérescence structurelle de l'hippocampe et du cortex préfrontal qui n'arrivent plus à réguler ces réponses par la pensée.

Quelles conclusions tirer de ces observations ? Selon le Dr Mah, « l'anxiété pathologique et le stress chronique sont associés à une dégénérescence structurelle et à la détérioration du fonctionnement de l'hippocampe et du cortex préfrontal, ce qui se traduit par un risque accru de développer des troubles neuropsychiatriques y compris une dépression et une démence. »

Les travaux menés au sein du laboratoire canadien laissent supposer que

> diminuer le stress chronique par une thérapie, la pratique d'une activité physique ou la méditation de pleine conscience, pourrait réduire les risques de développer la maladie d'Alzheimer.

« Si on se projette dans l'avenir », explique le Dr Mah, « on voit qu'il nous reste encore beaucoup de travail à faire afin de déterminer si les exercices physiques, la méditation de pleine conscience et la thérapie cognitive et comportementale peuvent non seulement réduire le stress mais également diminuer les risques de développer des troubles neuropsychiatriques. »

Pour apprécier les bienfaits du yoga, je vous propose de retourner à l'université de Harvard qui s'est longuement penchée sur la gestion du stress grâce au yoga et à la méditation. Le Dr Ann Webster, psychologue de la santé à l'Institut Benson-Henry pour la médecine esprit-corps au Massachusetts General Hospital, n'y va pas par quatre chemins lorsqu'il s'agit de définir les effets nocifs du stress.

« Au fur et à mesure que nous vieillissons », dit le Dr Webster, « notre système immunitaire est de moins en moins performant et le fait d'ajouter du stress à ce déclin peut favoriser la progression, voire l'apparition d'une maladie. »

Pour ce qui est de la gestion du stress, en plus d'une thérapie cognitive et comportementale, elle souligne en toute objectivité les bienfaits des techniques de relaxation telles que le yoga, la méditation, l'imagerie mentale guidée et les exercices de respiration profonde dont les effets sont physiologiques avec une baisse de la pression sanguine, du rythme cardiaque, de la fréquence respiratoire, de la consommation d'oxygène et de la sécrétion des hormones du stress.

Telles sont la force et la beauté du yoga qui, par son potentiel de relaxation total et inhérent, apaise la tempête qui gronde à l'intérieur de soi et transforme l'esprit rebelle en un esprit rationnel, réfléchi, avec une maîtrise qui n'a ni les effets indésirables ni la résistance d'un traitement issu du commerce.

Yoga pour les aidants

Dans la plupart des cas, les aidants, ceux qui dispensent les soins, sont discrets et invisibles. On attend d'eux qu'ils soient forts et en bonne santé et, s'ils ne le sont pas, on a tôt fait de les remplacer. Le monde scientifique a consacré peu de temps et s'est montré peu enclin à explorer le psychisme des aidants et, malheureusement, seuls quelques rares chercheurs ont tenté de mettre en lumière une souffrance qui jusqu'alors passait inaperçue.

En 2004, L. C. Waelde et ses collègues ont mené une étude pilote sur douze femmes s'occupant d'un membre de leur famille souffrant de démence. Un programme appelé *Inner Resources* (ressources intérieures) reposant sur la méditation, des postures de yoga (*asanas*), des techniques respiratoires et les répétitions de sons spécifiques (*mantras*) fut proposé aux femmes qui, une fois le programme terminé, durent répondre à un questionnaire. Les résultats montrèrent une nette amélioration de l'état psychique de toutes les femmes qui étaient moins angoissées et moins déprimées.

Huit semaines plus tard, K. E. Innes, A. Thompson-Heisterman et d'autres chercheurs entreprirent une étude sur les effets de la méditation sur le stress tant chez les patients atteints de démence que chez leurs aidants. Si cette étude, comme la précédente, montra les bienfaits de la méditation, les résultats demandèrent à être confirmés par des travaux portant sur un nombre de patients et d'aidants plus importants comparés à un groupe de contrôle.

La même année, soit en 2012, une étude de plus grande envergure fut menée par le département de psychobiologie de l'université fédérale de São Paulo au Brésil. M. A. D. Danucalov, J. R. Leite et d'autres chercheurs étudièrent quarante-six personnes s'occupant d'un parent souffrant de la maladie d'Alzheimer. Les participants furent divisés au hasard en deux groupes avec un premier groupe de vingt-cinq personnes qui suivirent pendant huit semaines un programme basé sur la pratique du yoga et l'empathie, le second groupe étant le groupe de contrôle. Pour évaluer les résultats, les chercheurs eurent recours aux outils standards :

1. L'Inventaire des symptômes de stress chez les adultes de Theodor Lipps, très utilisé au Brésil pour détecter un stress chez une personne en se basant sur quatre paramètres principaux : la vivacité, la résistance, le quasi-épuisement et l'épuisement.
2. L'Inventaire de dépression de Beck et l'Inventaire d'anxiété de Beck dont nous avons déjà parlé (voir p. 158) qui, tous deux, sont la référence en la matière.
3. Le test de la salive pour mesurer le taux de cortisol.

Les chercheurs basèrent leur étude sur quatre éléments : le stress, l'anxiété, la dépression et le taux de cortisol dans la salive, le matin au lever. Les résultats de l'étude révélèrent une baisse significative de ces quatre paramètres chez les sujets du premier groupe. Pour ne pas décevoir les biostatisticiens, précisons que toutes les baisses furent suffisamment importantes pour en tirer des statistiques.

Le répertoire infini du yoga

Si nous n'avons pas encore dévoilé tous les bienfaits du yoga, nous avons d'ores et déjà découvert que, grâce à cette discipline, la qualité de vie en général et la vie intérieure en particulier peuvent être considérablement améliorées. Un article publié dans la revue scientifique *Harvard Health Publication* de la faculté de médecine de Harvard donne une vue d'ensemble sur les bienfaits du yoga sur la santé. L'article intitulé « *Yoga : Health Benefits Beyond the Mat* » s'adresse principalement aux patients avec un accent sur les points suivants :

- *Une meilleure image de son corps* : se recentrer sur soi-même pendant une séance de yoga aide à accepter son corps et à être moins critique.
- *Bienfaits sur le cœur* : le yoga fait baisser la tension artérielle, le taux de cholestérol et de glucose dans le sang.
- *Bienfaits sur la santé physique en général* : le yoga tonifie et assouplit les muscles, améliore l'endurance, a des effets bénéfiques sur le cœur, les poumons et les vaisseaux sanguins.
- *Manger en pleine conscience* : prendre conscience des besoins de son corps et focaliser son attention sur ce ressenti lorsqu'on passe à table.
- *Contrôle du poids* : la pleine conscience développée lors d'une séance de yoga permet de mieux identifier la sensation de faim et la satiété.

Les conclusions de plusieurs études menées par d'autres universités ont été pour le moins encourageantes. On ne peut que s'émerveiller de ce qu'est capable de faire le yoga.

Le yoga améliore les fonctions cardiaques et respiratoires ainsi que la santé physique et mentale. Des études ont montré que le yoga ralentit le système nerveux sympathique (partie du système nerveux autonome qui accélère le rythme cardiaque) et favorise la constriction des vaisseaux sanguins pour augmenter la pression artérielle (ce que l'on appelle poussée d'adrénaline) tout en stimulant le système nerveux parasympathique qui contrebalance l'activité du système nerveux sympathique par son effet calmant indispensable pour combattre le stress et lutter contre les tensions.

Le yoga ne permet pas de libérer ou d'éliminer les facteurs de stress mais plutôt de les absorber et de les canaliser.

Helen Lavretsky, professeure à l'université de Californie de Los Angeles, est allée plus loin en menant avec son équipe une étude sur vingt-cinq individus. Alors que certaines personnes devaient faire des exercices ou mettre en place des stratégies pour stimuler leur mémoire, d'autres ont, pendant trois mois, fait des séances de méditation *Kirtan Kriya* tirée du yoga kundalini et reposant sur des postures, des exercices respiratoires et des *mantras*. Les chercheurs ont ensuite évalué les changements comportementaux et les activités cérébrales de chaque individu.

Et le Dr Lavretsky de conclure que « les exercices d'entraînement cérébral et la méditation associée au yoga produisent les mêmes bienfaits sur la mémoire. En revanche, la méditation et le yoga ont également des effets bénéfiques sur l'humeur, l'anxiété et les facultés d'adaptation. »

Études de cas : le yoga au secours des victimes

Le tsunami de 2004

Ambivalence, dichotomie, pure et simple imprévisibilité : quel que soit le nom qu'on lui donne, chacun fut touché par ce terrible événement. En ce 25 décembre, les trois quarts du monde se réjouissent à l'approche de Noël. Rares sont ceux qui savent que dans quelques heures, le monde basculera dans l'horreur.

Le silence exquis de cette nuit sacrée ne laissait rien présager de la tempête rugissante qui s'apprêtait à tout dévaster. Dans les profondeurs, les plaques tectoniques entraient en collision, mais les effets de cette collision n'avaient pas été anticipés. Alors qu'un tremblement de terre ébranlait la province d'Aceh sur l'île de Sumatra et déchaînait les flots, des enfants innocents, qui ne se doutaient de rien, dansaient sur la plage, ignorant que vingt minutes plus tard, les eaux tumultueuses de l'océan déferleraient sur le rivage, engloutissant tout sur leur passage et laissant à l'humanité une infime, voire aucune chance de survie.

En ce 26 décembre, la mort s'est abattue sur le monde, des centaines de milliers d'hommes, de femmes et d'enfants ont disparu comme balayés par la nature en furie. De toutes ces pertes humaines et de toutes ces destructions émergèrent le désespoir et la désolation. Le stress, la dépression, la solitude envahirent les quelques âmes ayant survécu, rassemblées dans des campements et des abris de fortune.

Si des aides financières et humaines affluèrent du monde entier, les Nations unies, pour ne citer qu'elles, offrirent un soutien émotionnel à celles et ceux qui titubaient sous le poids d'une douleur atroce et d'un stress implacable. Lorsque le Dr Patricial L. Gerbarg de la faculté de médecine de New York (Valhalla) et le Dr Richard P. Brown du collège des médecins et chirurgiens de l'université de Columbia entendirent que l'Association internationale pour les valeurs humaines, une ONG affiliée aux Nations unies, proposait des soins post-traumatiques reposant sur le yoga à des milliers de rescapés du tsunami, ils se portèrent immédiatement volontaires pour étudier les effets de ces programmes.

Les chercheurs en collaboration avec le *Trauma Resolution Center* de Miami en Floride, le *National Institute of Mental Health and Neurosciences* en Inde et le *Ved Vignan Maha Vidya Peeth* (VVMVP) de Bangalore au sud de l'Inde, ont mis en place une étude randomisée avec groupe de contrôle sur un programme de quatre-vingt heures avec des exercices de respiration. Le programme, baptisé *Breath Water Sound* (BWS), est, en partie, basé sur une technique yogique *sudarshan Kriya* (terme sanskrit désignant une forme de yoga reposant sur les rythmes naturels – lents, modérés et rapides – de la respiration) et la thérapie de Réduction de l'incident traumatique.

Mis au point par Sri Sri Ravi Shankar, fondateur de l'association caritative et éducative *Art of Living* (l'Art de vivre) présente dans plus de cent cinquante pays, le programme BSW repose sur deux techniques respiratoires : *ujjayi* et *bhastrika*. Une séance de *sudarshan kriya* dure dix minutes, avec des inspirations et des expirations à des rythmes différents.

Cette étude de vingt-quatre semaines a présenté toutes les caractéristiques d'un thriller palpitant. Les professeurs de yoga et les bénévoles de langue tamoule venaient tous de l'institut indien VVMVP. Teresa Descilo, elle-même professeure de yoga, forma et supervisa ses collègues et les animateurs des sessions de Réduction de l'incident traumatique. B. Damodaran, qui connaissait parfaitement les coutumes locales, fut chargé d'organiser et de superviser l'étude dans sa globalité. Les cent quatre-vingt trois volontaires étaient tous des rescapés du tsunami de 2004, venus des villages côtiers les plus dévastés et vivant depuis huit mois dans cinq campements spécialement aménagés suite à la catastrophe.

Le premier problème auquel se heurtèrent les chercheurs fut soulevé par le responsable des campements. Le choix s'était porté sur une étude randomisée, les participants des cinq camps devant être assignés de manière aléatoire à un groupe qui bénéficierait de bienfaits du yoga ou à un groupe qui n'en bénéficierait pas. Le responsable des campements refusa catégoriquement ce type de répartition qui, selon lui, serait source de controverse et de protestation de la part des survivants qui auraient l'impression de ne pas être tous traités avec le même égard, ce qui pourrait au final perturber l'ordre social au sein de la communauté. Les chercheurs et le responsable trouvèrent un compromis et décidèrent que des membres de chacun des cinq camps seraient répartis de manière équitable dans les deux groupes.

Le deuxième problème vint des rescapés eux-mêmes. En effet, ils n'avaient ni le savoir ni les notions de base leur permettant de suivre à la lettre les instructions données par les chercheurs pour mener à bien l'étude. Damodaran craignait qu'ils ne soient pas capables de garder pour eux les bienfaits ressentis mais qu'ils échangent avec les autres participants, ce qui aurait pour conséquence d'invalider les résultats. Conclusion : il fallait une armée d'hommes et de femmes afin que les tests ne soient pas collectifs mais individuels. Les chercheurs allaient devoir s'attaquer à un véritable travail de titan avec deux mille cinq cent tests à faire passer, ce qui voulait dire pour chacun d'eux rester plus de huit cent heures sous un soleil de plomb.

Le troisième point, probablement le plus épineux, touchait un sujet qui, dans cette partie du monde, était tabou puisqu'il s'agissait d'aborder la sexualité ou les préférences sexuelles des participants. Les chercheurs durent se résoudre à supprimer la dernière question de l'Inventaire de dépression de Beck, visant à évaluer les changements liés à la libido – ce qui bien entendu allait remettre en cause la validité de l'étude.

Un incident se produisit au cours de l'étude. Imprévisible, presque irréel mais plausible sur le plan médical. Le trouble de conversion (trouble neurologique sans explication médicale) qui fait partie des troubles à symptomatologie somatique est caractérisé par divers symptômes. Le diagnostic de trouble de conversion est posé lorsqu'un sujet présente des symptômes neurologiques qui ne relèvent pas d'une cause médicale. Parmi les symptômes observés :

- Faiblesse ou paralysie
- Mouvements anormaux, troubles de l'équilibre et de la coordination
- Cécité
- Perte de l'audition
- Perte de la sensibilité ou engourdissements

Alors qu'il était concentré sur son travail, Damodaran entendit un sifflement alors que l'un des animateurs se mettait à crier. Damodaran leva la tête et vit une femme qui le regardait à travers une fenêtre. Les yeux révulsés, la langue tirée, le corps pris de convulsions, elle rampait sur le sol tel un serpent. Tout dans son attitude évoquait un reptile. Damodaran s'approcha de la femme pour tenter de la calmer. Sa respiration était forte et rapide. Lentement mais sûrement, alors qu'elle sortait littéralement de cet état reptilien, elle se mit à raconter une histoire sordide : sa belle-mère avait fait preuve envers elle de maltraitance émotionnelle, ce qui expliquait un état de stress permanent. Continuellement exposée à des insultes, la belle-fille avait fini par capituler, le trouble somatique étant la résolution symbolique du conflit psychologique l'opposant à sa belle-mère.

Damodaran écouta l'histoire que lui contait la femme, lui permettant ainsi d'évacuer toutes les émotions trop longtemps retenues. Il lui apprit à inspirer et expirer lentement et la mit dans le groupe des rescapés du tsunami qui pratiquaient le yoga.

Le dénominateur commun entre tous les sujets était le stress. Les chercheurs utilisèrent une échelle de stress post-traumatique pour évaluer le niveau de stress des participants. Les personnes dont le niveau de stress était supérieur à 50 furent réparties en trois groupes : un premier groupe devait travailler sur la respiration (BWS), un deuxième faire des exercices de respiration puis suivre entre trois et huit heures une thérapie de Réduction de l'incident traumatique et un troisième groupe était sur une liste d'attente de six semaines.

Les résultats donnés par l'échelle de l'état de stress post-traumatique et l'Inventaire de dépression de Beck furent utilisés pour évaluer les changements observés au fil des semaines. Les résultats obtenus au bout de huit semaines étaient évidents et sans équivoque. Au bout de six semaines, les scores obtenus par l'échelle de l'état de stress post-traumatique avaient baissé au minimum de 60 % contre 90 % pour les scores obtenus par l'Inventaire de dépression de Beck chez les sujets du groupe 1 mais aussi les sujets du groupe 2. Qui plus est, les sujets du groupe 1 notèrent une amélioration particulièrement significative au cours de la première semaine, les bienfaits perdurant au cours des vingt-quatre semaines qui suivirent – y compris chez la femme maltraitée par sa belle-mère qui réussit à affronter les questions existentielles qui la perturbaient et à surmonter sa dépression.

Le génocide rwandais

En termes de dichotomie, s'il en est une que l'on peut qualifier de grotesque, c'est celle que nous offrit la une du journal américain *The New York Times*. Sur la première page, à gauche, les footballeurs brésiliens ivres de joie après la victoire qui leur valut de remporter la Coupe du monde en 1994 et, à droite, des crânes, parfaitement empilés, des crânes d'hommes, de femmes et d'enfants tutsis massacrés par les Hutus constituant le groupe majoritaire du Rwanda.

Aucun papier ne peut mieux exprimer la fragilité des émotions ressenties par les hommes que ces deux images côte à côte. Ce que la nature a fait avec un tsunami, les hommes l'ont accompli de manière encore plus diabolique et délibérée avec le génocide rwandais. En 1994, en cent jours seulement (soit entre les premiers jours d'avril et la mi-juillet), entre 500 000 et 1 million de Rwandais ont été assassinés, soit 70 % de la population tutsie et 20 % de la population totale du Rwanda. Comme on pouvait s'y attendre, incapables de mettre fin à ces crimes de masse, aux viols et aux tortures, un nombre encore plus important d'hommes et de femmes ont succombé au stress et sombré dans la dépression, tiraillés par une douleur atroce. La douleur physique était telle que rares furent les mesures prises pour venir en aide aux âmes déchirées.

Il fallut plus d'une décennie avant que l'on tente de panser ces âmes meurtries. En 2004, l'association Global Grassroots vit le jour. Son credo, une prise de conscience pour un changement social. Ses objectifs, guider les femmes et les filles vers une prise de conscience afin qu'elles mettent elles-mêmes en œuvre de quoi régler les problèmes auxquels elles sont confrontées dans la société qui est la leur. Créée sur mesure pour venir en aide aux Rwandaises, l'association a élargi son champ d'action à d'autres pays tout juste sortis d'un conflit. En 2006, l'organisation répondait à toutes les femmes dont la vie avait été détruite.

Viols, maltraitances et tortures – rien n'avait été épargné à ces femmes. Et si elles avaient échappé à la mort, elles avaient engrangé en elles tout ce qui l'accompagne et devaient vivre avec – un vide infini qui n'offrait que le désespoir. Quelques années plus tard, en 2010, lors de la Conférence internationale sur le génocide perpétré contre les Tutsis, le ministère de la Santé fit le constat suivant : « 80 % des Rwandais ont vécu un traumatisme au cours de ce génocide et aujourd'hui, 28,5 % des Rwandais présentent encore des symptômes du syndrome de stress post-traumatique (SSPT), la moitié d'entre eux souffrant également d'une dépression comorbide. »

Quelle est cette prise de conscience pour un changement social dont parle l'organisation caritative ? Si l'on se réfère au site Internet de Global Grassroots, la prise de conscience ne peut venir que de l'interconnexion entre la pleine conscience, le leadership et l'entrepreneuriat social. C'est grâce à cette prise de conscience qu'une personne peut mettre en place un changement de manière consciente, bienveillante et honnête.

Quels moyens ont été proposés à ces infortunées victimes, notamment aux femmes profondément traumatisées ? Essentiellement des exercices pour contrôler leur respiration, la pleine conscience, la méditation et une grande écoute.

Au cours des deux premières semaines, jour après jour, les femmes ont appris des techniques reposant sur l'union du corps et de l'esprit, y compris le *Hatha Yoga*, la méditation guidée, la pleine conscience, une éducation somatique et autres approches holistiques. Bien que destinées à venir en aide aux femmes, toutes avaient leur lot de difficultés. Les postures de yoga, par exemple, n'avaient rien à voir avec les exercices proposés dans les salles de yoga confortables et aux lumières tamisées que vous connaissez. Les professeurs savaient et devaient tenir compte d'une réalité incontournable : toutes les femmes qu'ils avaient en face d'eux avaient été victimes de viols, de maltraitances et étaient à deux doigts de s'effondrer psychologiquement. En fait, plusieurs études ont montré que 79 % des sujets souffrant du syndrome de stress post-traumatique laissent remonter à la surface des émotions jusqu'alors occultées dans l'année qui suit le génocide.

Les chercheurs savaient également qu'au Rwanda, ils avaient affaire à une situation à laquelle ils n'étaient absolument pas habitués tant sur le plan culturel que linguistique. En effet, dans la langue rwandaise, aucune terminologie et aucun mot n'existent pour désigner ce que nous appelons « syndrome du stress post-traumatique ». Il fallut donc inventer un mot et c'est ainsi que *Gahukamuka* est entré dans le vocabulaire, avec pour définition : « comprendre des expériences liées au génocide, y compris être désespéré(e), pleurer à chaudes larmes, sursauter au moindre bruit, avoir des flash-back et sans cesse revivre la situation en rêve ». De plus, au Rwanda, les victimes étaient allongées côte à côte avant d'être exécutées et pour celles qui avaient survécu, le simple fait d'être allongées sur le dos faisait ressurgir d'horribles souvenirs. Il fallut donc éliminer des séances toutes les postures qui, de près ou de loin, rappelaient la station coucher sur le dos.

Malgré toutes ces contraintes culturelles et personnelles, les séances eurent des bienfaits extraordinaires. Toutes les femmes reconnurent les effets bénéfiques des exercices de prise de conscience basés sur l'union du corps et de l'esprit à un point tel qu'elles inclurent ces pratiques dans leur vie quotidienne et réussirent peu à peu à se libérer du désespoir et de la dépression profondément ancrés en elles.

Motivés par les bienfaits observés chez les rescapés du tsunami, les chercheurs observèrent les mêmes effets bénéfiques du yoga et autres techniques respiratoires chez les victimes d'autres catastrophes naturelles, notamment du tremblement de terre qui ravagea Haïti en 2010 et des atrocités commises par les hommes au Soudan en 2010.

L'union du corps et de l'esprit : un havre de paix

Les deux exemples que nous venons de voir – le tsunami de 2004 et le génocide rwandais – montrent les effets bénéfiques du yoga qui permet aux victimes d'entrevoir une lueur d'espoir et de soigner des plaies profondes, qu'elles soient dues à la nature ou aux hommes. À la différence d'un événement isolé, une catastrophe de grande ampleur porte avec elle des conséquences profondes et tenaces. En d'autres termes, au-delà des effets immédiats qui accompagnent une souffrance, une catastrophe à l'échelle mondiale génère une atroce douleur longtemps après qu'elle a eu lieu. En quelque sorte, les effets sont quasiment les mêmes que ceux d'une maladie chronique comme un cancer, un accident vasculaire cérébral invalidant ou une maladie en phase terminale dont les répercussions mentales et émotionnelles sont souvent si lourdes qu'elles prennent le dessus et masquent les déficiences physiques.

Comme nous l'avons vu, la prescription d'antidépresseurs ou d'anxiolytiques ne donne pas les effets escomptés en termes de traitement curatif, les troubles mentaux et émotionnels résistant au temps. Qui plus est, lorsqu'il s'agit d'une catastrophe naturelle, distribuer des pilules par milliers est inenvisageable. Au mieux, on peut surmonter un tourment mais on ne peut accepter que sa vie soit détruite. Les médicaments sauvent des vies sans toutefois détruire la cause des maux à la racine. Nous autres, les soignants, pouvons retarder le processus, en supprimer les manifestations et empêcher que l'irrémédiable se produise.

Soigner le corps et l'esprit est ce que revendique le yoga qui se veut être un traitement en profondeur qui vise au réalignement interne d'un organisme perturbé.

En ce qui concerne les effets à long terme d'un événement malheureux, une approche holistique ne fait pas qu'apporter un répit.

Quels sont, d'un point de vue pragmatique, les bienfaits des techniques holistiques ?

La liste est longue. Premièrement, à la différence d'un médicament, les techniques holistiques ont la particularité de pouvoir s'adapter aux besoins spécifiques de ceux qui y ont recours, en fonction de leur culture, de leur religion, du pays dans lequel ils vivent, voire de leur langue. Or les techniques respiratoires, les postures et la méditation sont toutes trois libérées de tous liens culturels, religieux ou sociétaux. Elles s'adaptent à chacun tout en étant universelles.

Deuxièmement, n'ayant rien à voir avec un produit issu de l'industrie pharmaceutique, ne requérant aucune couverture sociale et médicale, les techniques holistiques sont accessibles à tous, ne coûtent pratiquement rien, ne nécessitent aucun équipement, raccordement électrique ou lieu spécifiques. Il n'est même pas nécessaire d'être entouré d'une cohorte de professionnels de la santé ! Il suffit que ces techniques parviennent jusqu'aux chefs de communautés qui sauront les faire connaître, voire qui sauront enseigner les techniques de base (respiration et postures) aux victimes ou toute personne dans la souffrance.

Vous vous souvenez de Pat Lucas, la dame divorcée hyperstressée ? Eh bien, elle a refusé de faire des séances de méditation ou de yoga. « Je n'ai pas de temps pour ça ! » Elle voulait quelque chose qui agisse rapidement et elle a préféré prendre du Xanax et, lorsque j'ai refusé de renouveler son ordonnance, elle a pris la porte. Je n'ai plus jamais entendu parler d'elle.

J'espère qu'un jour elle reviendra me voir et qu'elle acceptera de suivre une autre voie pour soigner ses maux.

CHAPITRE 5

La méditation et le yoga : deux composantes essentielles

Même le sommeil le plus profond n'apporte
pas un aussi grand repos que la méditation.
Swami Vivekananda

J'ai découvert la méditation il y a plus de trente ans. À l'époque je n'étais encore qu'un enfant. Durant les années passées sous la chaleur et dans la poussière, la méditation a été pour moi une oasis de clarté et de fraîcheur.

Alors que j'avais à peine dix ans, parcourir à pied les 4,5 km qui séparaient notre maison du temple ne me coûtait pas plus que de traverser la rue. Pour méditer, j'étais prêt à marcher allègrement pendant une trentaine de minutes. Invariablement, lorsque je pénétrais dans l'Institut de la Culture à Gol Park, le soleil s'était déjà couché. Sans transition, je quittais le brouhaha de la ville de Calcutta pour plonger dans un havre de sérénité.

J'adorais méditer. J'aimais fuir la confusion de la ville bruyante et trépidante pour pénétrer dans ce lieu où régnait le silence. Mais ce n'était pas la seule raison qui m'attirait en ces lieux.

En Inde, la méditation est presque un sport, une passion comme celle que l'on peut éprouver pour le football américain, le basket-ball, le criquet ou toute autre forme de divertissement. Les dieux sont assis dans la posture de la méditation. La méditation est enseignée à l'école comme n'importe quelle matière et prônée par les professionnels de la santé. Même les communistes méditent, n'ayant rien trouvé de mieux. La méditation se joue des frontières, des penchants religieux et des idéologies politiques. En Inde, elle est un flambeau que l'on se transmet naturellement de génération en génération.

Aujourd'hui encore, je sens la douce pression de la paume de la main du moine sur mon dos. Car l'apprentissage de la méditation commence par la posture : être assis, le dos droit, la colonne vertébrale étirée du sacrum jusqu'au sommet de la tête.

« Cette posture est essentielle pour bien respirer », murmurait le moine en tirant sur mon dos pour le redresser. Plus tard, alors que je faisais mes études de médecine, j'ai découvert les bienfaits de cette posture assise. Bien évidemment, ce n'est pas parce que vous êtes avachi que vous allez du jour au lendemain devenir bossu, mais le fait d'avoir en permanence les épaules voûtées et des muscles peu toniques a des répercussions sur le squelette. Au fil du temps, j'ai compris que les douleurs lombaires chroniques étaient la répercussion inévitable d'une colonne vertébrale tordue et courbée.

Si l'on en croit Mladen Golubic, directeur médical du *Center for Lifestyle Medicine* de l'Institut Wellness au sein de la Cleveland Clinic, la posture idéale est un dos droit mais sans tension, les omoplates tirées en arrière et la colonne vertébrale parfaitement étirée. Comme l'explique le Dr Golubic, cette posture « ouvre grand la cage thoracique et permet d'inspirer et d'expirer profondément [...] Vous avez alors plus d'énergie et une meilleure attention. » Vous ne serez pas surpris d'apprendre que le Dr Golubic recommande toujours à ses patients de faire du yoga car « la première chose que l'on apprend lorsqu'on est initié au yoga, c'est à avoir une bonne posture assise. »

Quels sont les objectifs que nous vous proposons d'atteindre avec le yoga ?

Permettez-moi d'esquiver, de laisser de côté, de sauter toutes les savantes interprétations pour aller directement aux remarques fondamentales émises par Patañjali il y a plusieurs millénaires.

Pour le sage, le yoga est essentiellement une *cessation des vagues du mental* ou, autrement dit, l'arrêt de l'activité automatique du mental.

Ce qui vient immédiatement à l'esprit est l'image d'un lac. La surface de l'eau ne connaît d'autre langage que l'agitation due à un galet que l'on vient de jeter ou au souffle léger de la brise. Les faibles ondulations n'ont rien à voir avec des vagues qui se soulèvent et se fracassent sur les rochers. Ce ne sont que des petites rides à la surface de l'eau qui sont là de manière constante et incessante.

Tel est notre esprit, impuissant face à la procession sans fin des pensées qui affluent de toutes parts. Le lit au fond du lac est le *soi* auquel nous n'avons pas encore eu accès – totalement méconnu, couvert et obscurci par toutes les ondulations.

Le premier objectif du yoga est de rendre lisse la surface de l'eau, d'éliminer les rides et d'apaiser les ondulations afin qu'elle devienne un miroir à travers lequel le lit du cours d'eau peut être vu et ressenti.

Personnifié, le yoga contrôle tout ce qui sort de l'esprit, des sens et du corps. Le yoga nécessite une pratique maîtrisée et une discipline qui repose sur un système composé de huit branches, chacune étant une étape à franchir avant de passer à la suivante. Aux huit branches, on donne également le nom de « membres » :

- les disciplines relationnelles
- les disciplines personnelles
- les postures (*asanas*)
- le contrôle de la respiration (*pranayama*)
- le retrait sensoriel
- la concentration
- la méditation
- l'union.

Les cinq premières étapes sont la base d'une pratique profonde indispensable pour connaître le soi véritable. Les trois dernières permettent de développer des pouvoirs pour atteindre son but.

Étudions maintenant plus en détail chacune de ces huit branches. Il est toutefois prudent de garder à l'esprit l'importance des connotations spirituelles associées à chacune des étapes du yoga.

Bouddha et Patañjali ne sont toutefois jamais tombés dans les rituels dogmatiques des religions et ce quelles qu'elles soient. Le yoga et les principes sur lesquels repose la pratique prêchaient des vertus holistiques et omniprésentes. Ni église, ni temple ou mosquée. Pas même un dais pour abriter un homme assis sous un arbre dans la posture du lotus. Pour décrire les sentiers fondamentaux de la vie, Bouddha utilisait des mots simples et accessibles à tous.

Voyons maintenant plus en détail ce à quoi correspondent les huit branches que se doit de maîtriser un yogi pour atteindre son but.

- Les disciplines relationnelles (*yama*), soit les cinq vertus que le yogi doit s'appliquer à respecter : la non-violence, la vérité, l'honnêteté, la continence et la non-convoitise.
- Les disciplines personnelles (*niyama*) : la propreté, le contentement, l'austérité, la répétition des mots sacrés (*mantras*) et la dévotion au divin.
- Les postures (*asanas*) : cette étape est extrêmement importante, le corps étant *le temple de l'esprit*. Toutes les parties du corps doivent être détendues pour que le yogi passe à l'étape de la concentration puis à celle de la méditation. Le méditant est assis, le dos droit. La colonne vertébrale est étirée mais sans aucune tension. Le dos, la nuque et la tête sont parfaitement alignés, tout le poids du haut du corps repose sur la cage thoracique.

Comme le précise Patañjali dans ses *Aphorismes* (*sûtras*), une bonne posture est une posture *ferme et confortable*.

Ci-dessous, une citation de Swami Vivekananda :

> « Une posture ferme signifie que vous ne sentez plus du tout votre corps. En général, lorsque vous êtes assis depuis quelques minutes, vous sentez toutes sortes de troubles dans votre corps. Mais lorsque vous êtes parvenu au-delà de la conception d'un corps concret, vous perdez tout sens de ce corps. Vous ne ressentez ni plaisir ni douleur. Et lorsque vous reprenez possession de votre corps, celui-ci est parfaitement reposé. C'est le seul repos parfait que vous puissiez donner à votre corps. Lorsque vous réussissez à maîtriser votre corps et à le garder ferme, la pratique se poursuit de manière stable alors que si vous êtes dérangé par votre corps, vos nerfs seront eux aussi dérangés et vous ne pourrez pas vous concentrer. »

Parmi les quelque 84 postures essentielles que compte le yoga, seules quelques-unes reposent sur la méditation, la plus connue et la plus emblématique étant *padmasana* ou la posture du lotus. Le yogi est assis jambes croisées, le pied droit sur la cuisse gauche et le pied gauche sur la cuisse droite, la plante des pieds tournée vers le haut. La colonne vertébrale est étirée et parfaitement droite mais sans tension. Les mains sont posées l'une sur l'autre, les paumes tournées vers le haut, les pouces se touchent. Une variante : les mains sont posées sur les cuisses. Généralement, les yeux sont mi-clos, légèrement baissés vers le cœur ou le regard est porté devant soi.

Ce que vous devez toujours avoir à l'esprit lorsque vous exécutez une posture (*asana*).

- Avoir une posture tenue et agréable.
- Être assis, immobile et sans ressentir la moindre gêne, les yeux mi-clos ; ne pas se laisser distraire par des idées parasites intérieures ou extérieures.
- Avoir le dos parfaitement droit, la colonne vertébrale étirée jusqu'à la base du crâne sans la moindre tension.
- Contrôler la respiration (*pranayama*). Un point crucial sur lequel nous reviendrons plus en détail. Dans la pratique du yoga, la respiration est une partie de l'énergie cosmique (*prana*). Une respiration régulière et fluide apaise l'esprit.

- Être en retrait sensoriel (*pratyahara*). Un art qui nécessite une grande discipline et un entraînement spécifique pour parvenir à se détacher lorsqu'on le décide des stimulations d'origine externe captées par nos sens. *Pratyahara* est l'une des premières étapes pour entrer dans un état méditatif.
- La concentration (*dharana*). À ce stade, vous devez avoir compris la logique avec laquelle on passe d'une étape à une autre. Une fois que l'on a franchi l'étape *pratyahara*, l'esprit doit se focaliser sur un support pendant une certaine durée sans qu'aucun élément parasite ne vienne le perturber.
- La méditation (*dhyana*) : le but du processus – une concentration sans effort et continue, « comme de l'huile que l'on transvaserait d'un récipient à un autre ». Le yoga reconnaît cinq niveaux fondamentaux de l'esprit :
    1. terne et stupéfait
    2. agité et turbulent
    3. distrait et divisé
    4. concentré et appliqué sur un seul point
    5. refréné et suspendu.

Les trois premiers niveaux ne sont pas propices à l'art de la méditation.

Pour citer Patañjali :

> « La méditation est la concentration ininterrompue de la pensée sur un objet. Elle permet d'accéder à la huitième et dernière étape *samadhi*, lorsque l'objet brille en lui-même et que la pensée de la méditation (et du méditant) est perdue. »

- L'union *(samadhi)* : concentration extatique lorsque la méditation est constante et continue et que l'esprit est en complète fusion avec l'objet de méditation.

Avant que nous tentions d'y voir plus clair dans les éléments fondamentaux sur lesquels repose la méditation, nous devons nous poser une question essentielle : quel est le meilleur moment pour méditer ? Ou y a-t-il un moment plus approprié qu'un autre pour méditer ?

Les personnes à la retraite ou qui n'ont aucune obligation n'auront probablement aucun mal à répondre à cette question à la différence des parents qui travaillent et des étudiants – sans parler des médecins qui sont de service de jour soit de nuit.

Idéalement, d'un point de vue spirituel – mais aussi scientifique – les moments calmes et paisibles sont les plus propices à la méditation. Qui dit méditation dit attention, perception et concentration – attentive ou de pleine conscience. Le silence est le langage que vous voulez entendre et qui est entendu par les âmes spirituelles. Partout dans le monde, c'est *a priori* le point du jour, moment enchanteur que seule la nature peut nous offrir, qui semble être le moment le plus adapté à la méditation.

Pour Swami Vivekananda :

> « Quel est le meilleur moment pour pratiquer le yoga ? Entre l'aurore et le crépuscule lorsque tout devient calme. Laissez-vous guider par la nature. »

Mais comment un étudiant qui passe une partie de ses nuits penché sur ses livres et qui dort comme un bébé tard dans la matinée peut-il suivre ce conseil ? Comment l'infirmière épuisée après une longue nuit à prodiguer des soins et à courir d'une chambre à l'autre peut-elle s'adapter ? À chacun sa solution. Méditez quand vous voulez, où vous voulez, du moment que le silence règne, que vous êtes à l'abri du brouhaha provenant du monde environnant et que vous êtes confortablement installé.

Pour les adeptes de la méditation transcendantale, tout le processus repose sur le *mantra*, le son ou le mot répété par le méditant. Quelle que soit leur religion, les croyants affirment qu'il y a un mot ou une citation qui donne de la force – ce que l'on appelle la foi ou la ferveur.

Les chrétiens puisent cette force dans la prière du cœur : *Seigneur Jésus, fils de Dieu, aie pitié de moi* tandis que le credo des juifs est

Barukh Atab Adonai et celui des musulmans *Bismillah ir-Rahman ir Rahim.*

Le mot *Om* que l'on retrouve dans les *Védas*, textes sacrés hindouistes, a survécu au temps et a franchi les frontières. Cette syllabe sanskrite signifie « paix » et « satisfaction ». Le *Gayatri Mantra,* considéré comme le mantra le plus sacré des *Védas*, provient du *Rig-Véda,* l'un des quatre grands textes canoniques rédigés en sanskrit :

Om. Bhur Buvah Shah
Tat Savitur-Varenyam
Bhargo Devasys Dhimahi
Dhio Yo Nah Prachodayat. Om.

En résumé, le *mantra* reconnaît le soleil, puissant rayonnement dans le ciel, comme étant le reflet de l'Être Suprême. Le méditant voit en la lumière du soleil celle de la réalité absolue. En pratique, le méditant doit diriger son attention sur le rayonnement de la lumière du soleil puis chercher à percevoir la lumière à l'intérieur de son être. À un niveau plus élevé, la lumière intérieure et la lumière du soleil correspondent à la Pure Conscience du soi intérieur, la Pure Conscience du Soi universel qui se fait sentir partout.

Pranayama : l'art de maîtriser sa respiration

Mieux vaut laisser les subtilités techniques de la méditation et du yoga aux professeurs certifiés et aux praticiens chevronnés. Néanmoins, pour ce qui est des postures de base et du contrôle de la respiration, chacun se doit de respecter ces éléments essentiels dès lors que l'on veut pratiquer la méditation et/ou le yoga seul chez soi, dans les meilleures conditions qui soient. S'il est vivement recommandé aux débutants de faire appel à un professionnel, ces pratiques sont néanmoins, l'une comme l'autre, à la portée de tous et ne nécessitent pas obligatoirement la supervision d'un expert.

Il est toutefois pertinent et prudent de préciser que *pranayama* est bien plus qu'un simple exercice. En effet, sur le plan spirituel, *pranayama* ne se réduit pas à une technique respiratoire avec un enchaînement fluide d'inspirations et d'expirations contrôlées. *Pranayama* plonge dans des eaux plus profondes pour atteindre le subconscient, un parcours difficile qui a des répercussions sur le physique et le mental mais qui ne fait appel à aucune conviction spirituelle spécifique ou discipline rigoureuse.

Pour tous les individus en quête d'un esprit calme, soumis à aucune discordance ou tension, mieux vaux ne pas emprunter ces voies. Pour vous aider à comprendre et maîtriser votre souffle, je vous propose de revenir sur les composantes essentielles et de nous attarder sur l'anatomie, la physiologie et le mécanisme de la respiration, ces trois points étant liés les uns aux autres d'une manière assez complexe.

Le diaphragme est l'organe qui joue un rôle majeur dans la respiration, succession d'inspirations et d'expirations. En forme de dôme, le diaphragme se situe entre le thorax et l'abdomen. Au moment de l'inspiration, le diaphragme se contracte et effectue un mouvement vers le bas, les côtes auxquelles il est attaché par un ensemble de fibres musculaires pivotent et se mettent presque à l'horizontale. Les muscles intercostaux, connectés aux côtes, se contractent et entrent dans la danse. La conséquence directe est une augmentation du volume de la cavité thoracique. De l'air frais, riche en oxygène, pénètre dans les conduits respiratoires et est acheminé jusqu'aux alvéoles pulmonaires, sortes de petits sacs, jusqu'à ce que la pression alvéolaire soit égale à la pression intrathoracique. En parfaite synchronie, le sang pénètre dans les poumons via l'artère pulmonaire et fait le plein d'oxygène avant de partir irriguer toutes les cellules du corps.

Processus inverse, le sang dépourvu d'oxygène et d'énergie, revient vers les poumons chargé de gaz carbonique. Au moment de l'expiration, le diaphragme et les muscles intercostaux se relâchent et le volume de la cavité thoracique se réduit.

Ce qui est remarquable, c'est que nous n'avons pas conscience de ce processus complexe. En temps normal, c'est-à-dire lorsque la respiration est calme et régulière, le diaphragme descend d'environ un centimètre, mais lorsqu'on inspire et expire profondément – par nécessité ou volontairement – le diaphragme peut descendre de dix centimètres. À la différence des autres mouvements viscéraux, gastro-intestinaux ou cardiovasculaires, la respiration est à la fois automatique et volontaire.

Pour le yogi qui s'efforce de contrôler sa respiration, avoir connaissance de ce processus physiologique est indispensable. En effet, il est primordial de comprendre que le siège de contrôle du mécanisme respiratoire se situe dans le cerveau et que les muscles respiratoires ne font qu'obéir aux ordres qui proviennent de ce centre de contrôle. La moelle allongée (autrefois appelée « bulbe rachidien »), située dans le prolongement de la moelle épinière, envoie des signaux à la moelle épinière. Les cellules nerveuses qui composent la moelle épinière véhiculent ces informations alors que le pont semble adoucir la transition entre l'inspiration et l'expiration et vice versa. Ce mécanisme est constant, continu et totalement involontaire.

Dans certaines situations, ce processus peut être perturbé, notamment lorsque l'apport en oxygène augmente sous le coup d'une émotion ou au cours d'une activité physique. Les chimiorécepteurs (également appelés « chémorécepteurs ») sont des cellules nerveuses réparties dans les artères. Très sensibles au moindre changement, ils envoient des instructions au centre de contrôle de la respiration afin de modifier le rythme et l'amplitude des inspirations et des expirations, d'où l'importance que le diaphragme puisse descendre de plusieurs centimètres (pour rappel, entre un et dix centimètres).

Le cerveau dirige la partie volontaire de la respiration alors que le cortex intervient dans la prise de décision. Lorsque nous chantons, jouons du saxophone ou que nous exprimons du mépris à l'égard de quelqu'un, la partie volontaire de la respiration se modifie en conséquence.

Une faculté pleinement exploitée dans *pranayama* puisqu'il s'agit de maîtriser sa respiration. Le mot *prana* est souvent assimilé à l'énergie, au *souffle vital*, ce qui a tout son sens dans la mesure où le métabolisme de base dans nos cellules est un processus qui nécessite de l'énergie et de l'oxygène. Comme l'ont découvert Ravinder Jerath et ses collègues de l'*Augusta Women Center* en Georgie, les réactions physiologiques de base liées à *pranayama* sont cellulaires mais aussi électriques. Pour les chercheurs, la respiration contrôlée, lente et profonde propre à *pranayama* réinitialise le système nerveux, mettant fin à son état excitateur (sympathique).

Les chercheurs ont observé que lors d'une inspiration *pranayama*, les tissus pulmonaires s'étirent, produisant des signaux inhibiteurs sous l'action de récepteurs à adaptation lente à l'étirement (SAR de l'anglais *Slowly Adapting Receptors*) et de courants hyperpolarisants, les nerfs étant incapables de générer de l'électricité sous l'action des fibroblastes. Cette double conséquence, à savoir les signaux inhibiteurs suite à l'étirement et les courants hyperpolarisants, synchronise les éléments nerveux dans le cœur, les poumons, le système limbique et le cortex. Les résultats observés correspondent exactement à ce à quoi aspirent les yogis lorsqu'ils pratiquent *pranayama* – une modulation du système nerveux et une diminution de l'activité métabolique caractéristique d'un état parasympathique qui permet de passer d'un état d'excitation à un état de calme persistant.

Les chercheurs ont, en effet, noté une « diminution de la consommation d'oxygène, un ralentissement du rythme cardiaque et une baisse de la tension artérielle ainsi qu'une augmentation de l'amplitude des ondes thêta enregistrée lors d'un électroencéphalogramme, une augmentation de l'activité parasympathique associée à une plus grande vivacité et un regain d'énergie. »

Retournons maintenant aux principes de *pranayama* tels que décrits dans les textes anciens. La définition donnée par Patañjali repose sur les textes védiques : « *pranayama* commence lorsque la respiration s'arrête (pause) pendant une certaine durée entre une inhalation et une expiration. On appelle également *pranayama* le moment où la respiration est retenue après une expiration et avant une inspiration. »

Ce qui pour les yogis chevronnés correspond à une pause quatre fois plus longue que l'inhalation et deux fois plus longue que l'expiration (un/quatre/deux). Plus le yogi avance dans la pratique, plus la pause est longue jusqu'à devenir (deux/huit/quatre), (trois/douze/six), voire (quatre/seize/huit).

Ci-après, voici à quoi correspond la dernière option :

1. Prenez la posture du lotus. Avec le pouce droit, obstruez la narine droite. Inspirez doucement par la narine gauche en comptant jusqu'à quatre.
2. Avec le majeur et l'annulaire droits, bouchez la narine gauche. Les deux narines étant bouchées, retenez votre respiration en comptant jusqu'à seize.
3. Dégagez la narine droite. Expirez doucement et lentement en comptant jusqu'à huit. La narine gauche est toujours bouchée.
4. La narine gauche bouchée et la narine droite ouverte, inspirez en comptant jusqu'à quatre.
5. Fermez la narine droite, les deux narines étant bouchées, retenez votre respiration en comptant jusqu'à seize.
6. Débouchez la narine gauche, expirez lentement et doucement en comptant jusqu'à huit. La narine droite est fermée.
7. Revenez à la posture initiale, les deux narines ouvertes.

Je tiens à souligner une nouvelle fois que cette pratique, du fait de sa complexité, ne doit pas être prise telle quelle et exécutée sans la supervision d'une personne expérimentée. Comme toute pratique reposant sur une science, *pranayama* et je dirais même la méditation en général, sont un cheminement individuel qui doit être adapté à chacun. En effet, pour un patient asthmatique la pratique ne sera pas la même que pour un patient ayant fait une crise cardiaque par exemple.

Pour accéder à un état de quiétude, que ce soit en ayant recours à la méditation ou au yoga, chacun doit agir en fonction de ses capacités physiques.

Pranayama et stress : ce que nous dit la recherche

Contrôler sa respiration peut-il avoir un effet bénéfique sur le stress ?

Le Dr Vivek Sharma et ses collègues du département de psychologie du *Jawaharlal Institute of Postgraduate Medical Education* (Inde) se sont lancés dans une étude de grande ampleur avec pour objectif de prouver les effets des différentes techniques *pranayama* sur le stress et autres paramètres favorisant les troubles cardiovasculaires.

L'étude a porté sur quatre-vingt-dix hommes et femmes, âgés de 18 à 26 ans, répartis au hasard dans trois groupes distincts. Sous la supervision d'un professeur de yoga, les membres du groupe 1 ont été formés à la technique de *pranayama rapide* (soit un cycle de six minutes constitué de trois types spécifiques de *pranayama*, une séance étant composée de trois cycles). Les membres du groupe 2, quant à eux, ont été initiés à la technique de *pranayama lente* (soit un cycle de sept minutes constitué de trois types spécifiques de *pranayama*, une séance étant composée de sept cycles). Et enfin, le groupe 3 dit groupe de contrôle.

L'étude s'est déroulée sur douze semaines. Ci-dessous, les paramètres mesurés :

- la pression artérielle systolique (PAS) et la pression artérielle diastolique (PAD)
- la pression artérielle moyenne (PAM)
- la fréquence cardiaque (FC)
- le produit fréquence-pression (PFP = (FC × PAS)/100)
- le double produit (DP = FC × PAM).

Mais comment quantifier les effets de *pranayama* sur le stress ? À la différence des paramètres ci-dessus mentionnés, pour lesquels tout changement peut être mesuré et reporté sous la forme d'un graphique, le stress, comme toute autre réaction émotionnelle, est difficile à quantifier car subtil, éphémère et totalement subjectif.

Conscients de cette difficulté, les chercheurs se sont adressés à Sheldon Cohen, professeur de psychologie du département Robert E. Doherty de l'université Carnegie-Mellon (Pittsburgh, Pennsylvanie) et directeur du laboratoire Stress, immunité et maladies. Sheldon Cohen, qui fut l'un des premiers à s'intéresser au stress et à ses conséquences, a consacré les trente dernières années à étudier le risque pour un sujet exposé à un virus de développer la maladie en fonction du stress, des affects négatifs et du degré de sociabilité.

Sheldon Cohen et ses collègues ont défini des échelles permettant d'évaluer le stress aujourd'hui très utilisées en psychologie. L'Échelle du stress perçu compte parmi les tests les plus courants avec l'*Interpersonal Support Evaluation Scale* (ISEL), le *Social Network Index* (SNI), le *Partner Interaction Questionnaire* (PIQ) et le *Cohen-Hoberman Inventory of Physical Symptoms* (CHIPS).

Le test choisi par les chercheurs pour mesurer les effets de *pranayama* sur le stress est l'Échelle du stress perçu ou PSS de l'anglais *Perceived Stress Scale* qui permet d'évaluer « à quel point une personne perçoit globalement les situations auxquelles elle est confrontée comme stressantes. » Contrairement aux autres méthodes, la PSS ne se concentre pas sur les facteurs de stress, par exemple une perte financière, la disparition d'un être cher ou une maladie chronique, mais sur les différentes manières dont une situation stressante affecte les sentiments et la manière dont un individu perçoit une situation stressante. Basé sur le Modèle transactionnel du stress et du coping (on appelle *coping* les stratégies mises en œuvre pour répondre à un problème) issu des travaux du psychologue Richard Lazarus, la PSS s'attache plus à la manière dont un individu réagit à une situation stressante qu'aux origines du stress.

La PSS, qui a largement fait ses preuves, a permis d'identifier des marqueurs biologiques du stress objectifs et un risque accru de développer une maladie pour les sujets qui ressentent souvent une situation comme menaçante, c'est-à-dire non prévisible, incontrôlable et pénible. Par exemple, les individus ayant obtenu les scores les plus élevés (ce qui laisse supposer un stress chronique) au test PSS ont obtenu de moins bons résultats en termes de marqueurs biologiques : vieillissement, taux de cortisol, marqueurs immunitaires, dépression, maladie infectieuse, cicatrisation d'une blessure ou taux de PSA (antigène spécifique prostatique) chez les hommes.

L'Échelle du stress perçu repose sur dix questions auxquelles le sujet doit répondre de manière spontanée. Pour mieux comprendre les effets de *pranayama* chez les personnes stressées, je vous propose de prendre connaissance de ces dix questions :

1. Au cours du dernier mois, combien de fois avez-vous été dérangé(e) par un événement inattendu ?
2. Au cours du dernier mois, combien de fois vous a-t-il semblé difficile de contrôler les choses importantes de votre vie ?
3. Au cours du dernier mois, combien de fois vous êtes-vous senti(e) nerveux(se) ou stressé(e) ?
4. Au cours du dernier mois, combien de fois vous êtes-vous senti(e) suffisamment confiant(e) pour gérer vos problèmes personnels ?
5. Au cours du dernier mois, combien de fois avez-vous senti que les choses allaient comme vous le vouliez ?
6. Au cours du dernier mois, combien de fois avez-vous pensé que vous ne pouviez pas assumer toutes les choses que vous deviez faire ?
7. Au cours du dernier mois, combien de fois avez-vous été capable de maîtriser votre énervement ?

8. Au cours du dernier mois, combien de fois avez-vous senti que vous dominiez la situation ?
9. Au cours du dernier mois, combien de fois vous êtes-vous senti(e) irrité(e) parce que des situations échappaient à votre contrôle ?
10. Au cours du dernier mois, combien de fois avez-vous trouvé que les difficultés s'accumulaient à un point tel que vous ne pouviez pas les contrôler ?

Comment le Dr Sharma et ses collègues ont-ils réussi à *quantifier* le stress ?

À chaque réponse correspond un nombre de points (de 0 à 4).

0 = jamais
1 = presque jamais
2 = parfois
3 = assez souvent
4 = très souvent

Pour les questions auxquelles on s'attend à une réaction positive (soit les questions 4, 5, 7 et 8), le nombre de points attribué a été inversé :

4 = jamais
3 = presque jamais
2 = parfois
1 = assez souvent
0 = très souvent

Le nombre total de points est compris entre 0 et 40, les scores les plus élevés correspondant à une forte perception du stress.

0 – 13 : faible perception
14 – 26 : perception modérée
27 – 40 : forte perception

Quels ont été les effets observés chez les sujets ayant appris à contrôler leur respiration ?

Pour les membres du groupe 2 initiés à la technique de *pranayama lente*, les bienfaits ont été immédiats avec une baisse significative de la pression artérielle diastolique (PAD), de la pression artérielle moyenne (PAM), de la fréquence cardiaque (FC), du produit fréquence-pression (PFP) et du double produit (DP). Des résultats guère surprenants dans la mesure où, comme nous l'avons vu, contrôler sa respiration se traduit par une baisse de tous ces paramètres, d'où une augmentation des activités parasympathiques et une diminution des activités sympathiques.

Mais le résultat le plus marqué et le plus durable est une diminution du stress avec une baisse des scores sur l'Échelle du stress perçu observée chez les sujets du groupe 1 et du groupe 2 contrairement au groupe dit de contrôle.

La méditation en toute simplicité

La simplicité est une force en soi. La simplicité de la méditation vient du fait qu'elle peut être pratiquée en toute liberté et ne nécessite aucun enseignement spécifique. Pour Shamash Aladina, cette simplicité semble être venue tout naturellement. Enseignant et organisateur d'ateliers sur la méditation de pleine conscience, Shamash Aladina est également l'auteur de *La Méditation de pleine conscience pour les Nuls*[10]. Grâce à lui, des centaines d'hommes et de femmes ont trouvé la paix et la sérénité.

Pour les personnes en proie aux émotions et dont le mental subit les effets délétères du stress, la méditation telle que pratiquée par Shamash Aladina est accessible et bénéfique à tous. L'expérience peut être assimilée à un véritable plaisir. J'adore !

Si l'on en croit Shamash, toutes les postures qui, pour une personne donnée sont confortables, sont des postures appropriées à la méditation. Peu importe que vous preniez la posture du lotus ou optiez pour une position moins orthodoxe – assis

10. Avec Hélène Filipe et Élisabeth Couzon, Éditions First, Paris, 2013.

sur une chaise ou dans un fauteuil inclinable, voire allongé sur le dos.

Si vous pensez qu'en acceptant que l'on déroge aux postures traditionnelles, Shamash fausse le jeu, voire compromet les résultats, vous vous trompez. En effet, je trouve que sa manière de voir les choses est très rationnelle. Le principal étant que la personne soit confortablement installée. Quelqu'un qui a mal au dos trouvera certainement plus agréable d'être assis sur une chaise, le dos droit, que d'être à demi allongé dans un fauteuil. De même, un patient asthmatique qui est essoufflé appréciera probablement plus d'être à demi allongé dans un fauteuil qu'être couché à plat sur le dos. Une personne âgée ayant des pertes d'équilibre préférera, quant à elle, s'asseoir tout simplement sur une chaise, les bras le long du corps.

On ne peut pas aspirer à une paix intérieure si le corps est crispé, raide et instable.

La simplicité s'applique également à la respiration. L'inspiration, profonde et toute en douceur, doit être suivie d'une expiration elle aussi profonde et fluide. Dans un premier temps, optez pour une séance quotidienne de dix à vingt minutes puis, lorsque vous vous en sentirez capable et que vous en éprouverez le besoin, passez à deux séances par jour.

Pour Shamash, le concept l'emporte sur la technique. Libérez-vous des pensées appartenant au passé et au futur, non pas de manière violente mais tout en douceur, voire avec tendresse pour vous centrer dans le présent. Soyez prêt à accueillir tout ce qui est bon, réfléchi et ce quelle que soit l'humeur du moment.

Shamash m'a offert une expression nouvelle à laquelle j'ai immédiatement adhéré. La *pleine bonté* – puisque c'est de cela qu'il s'agit – est en quelque sorte l'association de la bonté et de la pleine conscience. Afin d'accéder à la sérénité mentale, l'esprit assombri par l'anxiété ou l'agressivité a besoin d'une certaine bienveillance – vouloir du bien à autrui et à soi-même.

Or la bienveillance va de pair avec l'acceptation – accepter qui l'on est, où l'on est et l'état d'esprit dans lequel on est. Ce que dit

Shamash me fait, indubitablement, penser à ce qu'écrivit Reinhold Niebuhr dans la Prière de la Sérénité :

Mon Dieu, donnez-moi la sérénité
d'accepter les choses que je ne peux changer,
le courage de changer les choses que je peux changer,
et la sagesse d'en connaître la différence.

Soit autant de qualités qui, pour Shamash, doivent être cultivées par la personne qui s'assoit pour méditer. Mais comment parvenir à la pleine conscience ? Le connaissant, je savais que le processus serait simple. Shamash ne fit que confirmer ce que je pressentais.

Il est possible de prendre conscience de son propre corps, d'identifier chacune des parties qui le composent en partant des orteils pour remonter jusqu'au sommet du crâne en passant par la colonne vertébrale, de plonger au plus profond de ce corps, de prendre conscience des différents systèmes, organes et cellules. La respiration doit, elle aussi, être de pleine conscience. Sans porter le moindre jugement, la respiration spontanée – suite d'inspirations et d'expirations – est fluide et douce.

La pleine conscience ne doit pas, cependant, être exclusivement réservée au corps. Laissons les sons présents dans la nature pénétrer et être absorbés par l'esprit au même titre que les pensées et les émotions. Les émotions qui nous réconfortent nous offrent la paix et la consolation et sont compatibles avec un esprit en quête de sérénité, ce que garantit aussi une respiration calme et tranquille.

Un yogi qui a franchi les frontières

Vasiliy Beniaminov est originaire de Russie. Juif de naissance, Vasiliy n'était encore qu'un jeune homme effronté lorsqu'il fit la rencontre d'un yogi prénommé Aengar à Kislovodsk.

Vasiliy fut immédiatement séduit par deux aspects de l'enseignement de Aengar. D'une part, la souplesse des préceptes et l'universalité des objectifs avec, à la clé, la quête de la liberté et du bonheur. Vasiliy décida de s'adonner à la méditation et au yoga. S'ensuivirent des années de pratique et de discipline rigoureuses. Vasiliy voyagea dans toute l'Inde, cherchant toujours à mieux maîtriser l'art de la méditation et du yoga. Disciple de Shiva, il est aujourd'hui connu sous le nom de Siva tandis que son épouse a pris, conformément à la mythologie hindoue, le nom de Parvati.

J'ai fait la connaissance de Vasiliy à Brighton Beach, quartier au sud de Brooklyn. Âgé de 65 ans, il en paraissait vingt de moins tant physiquement que dans son comportement. Il affichait le même air angélique que Shamash. Nous nous assimes sur des tapis, l'un en face de l'autre. Vasiliy alluma une bougie qu'il posa entre nous.

Bien que son anglais soit hésitant, les mots et les expressions empreints de sagesse sortaient tout naturellement. Il parlait de nous et de tout ce qui nous entourait comme étant les *reflets de notre esprit*. Il était catégorique quant à la rencontre de la science et de la spiritualité pour accéder à *une seule et même conscience*. Il fit référence aux *Védas*, citant les cinq éléments ou *pancha bhootas* : l'espace, l'air, le feu, l'eau et la terre, qui correspondent à un large éventail de propriétés physiques mais aussi mentales et spirituelles. Pendant toute la conversation, Vasiliy, souriant, parla d'une voix calme et sereine.

Je lui demandai de me montrer quelques *asanas*. Sans la moindre hésitation, il accéda à ma demande et, avec facilité et aisance, enchaîna les postures en commençant par :

- *Ardha matsyendrasana* : mot dérivé du sanskrit *ardha* signifiant « demi » et *matsya* voulant dire « poisson ». Cette posture est une torsion de la colonne vertébrale, en partant assis. Il existe de nombreuses variantes pour cette asana qui compte parmi les douze postures de base de l'Hatha Yoga.
- *Bhujangasana* : mot dérivé du sanskrit *bujhanga* signifiant « cobra ». Flexion du dos en position allongée sur le ventre. Cette posture tonifie et assouplit la colonne vertébrale et ouvre la poitrine.

- *Trikonasana* : mot dérivé du sanskrit *trikon* signifiant « triangle ». Posture géométrique, les bras, les jambes et le torse forment 3 angles ou triangles.
- *Halasana* : mot dérivé du sanskrit *hala* voulant dire « charrue ». Allongé sur le dos, les jambes se lèvent et viennent se placer derrière la tête.
- *Sirsana* : mot dérivé du sanskrit *sirsa* signifiant « tête ». La posture sur la tête est la posture inversée par excellence. La tête est entre les avant-bras, le sommet du crâne délicatement posé sur le sol.
- *Matsyasana* : mot dérivé du sanskrit *matsya* signifiant « poisson ». En position allongée sur le dos, le haut du corps se soulève et la tête, laissée en arrière, entre en contact avec le sol.

Vasiliy termina sa démonstration par la posture qui clôture toute séance de yoga, *Shavasana,* mot dérivé du sanskrit *shava* signifiant « cadavre ». Allongé sur le dos, la personne est concentrée et attentive tout en étant parfaitement décontractée.

Vasiliy pratique chaque jour la méditation et le yoga. Il court tous les matins, donne des conférences et anime des ateliers guidant des hommes et des femmes dans leur vie.

« Je ne me souviens pas avoir été une seule fois sous l'emprise du stress au cours de ces trente dernières années », me confia-t-il. « Je suis en bonne santé. En fait, je n'ai pas vu un médecin depuis vingt ans. »

Puis il leva la tête vers moi et me regarda avec ses yeux malicieux.

« Mais je sais que je devrais. »

CHAPITRE 6

La musique. La réalité virtuelle. Et simplement le toucher.

Le passé qui, en aucune façon, n'est récupérable, est gravé, comme dans l'ambre, dans la musique ; ainsi, les personnes peuvent retrouver un sentiment d'identité...
Oliver Sacks

Dans le New Jersey, les nuits de décembre sont froides. C'est là qu'il y a plus de dix ans, j'ai fait mon internat au *Raritan Bay Medical Center*. En ma qualité d'interne de troisième année, j'étais chargé des admissions dans l'unité de soins intensifs. Les nuits à l'hôpital sont un monde à part où règnent le silence et les bruits étouffés dans les couloirs. Seuls des plaintes, des gémissements, des râles brisent le silence de la nuit. Les annonces « Code bleu » pour les arrêts cardiaques, « Code septi » pour les septicémies et « Code AVC » pour les accidents vasculaires cérébraux sont moins fréquentes que dans la journée. Lorsqu'un cas se présente, il faut agir vite. Pas question de perdre son temps en palabres. Rapidité, objectivité et décision sont les maîtres mots. Seul les soins prodigués au patient comptent. Infirmiers et médecins travaillent de concert.

Une nuit, je fus appelé auprès d'une patiente, Gloria Sanchez, chambre 5. Je ne la connaissais pas personnellement. L'infirmière m'expliqua que, depuis la fin de l'après-midi, Gloria avait du mal à respirer et malgré la pose d'un masque à oxygène, sa saturation était toujours inférieure au seuil normal. Malade du SIDA, Gloria était sans cesse en proie à de multiples infections. Rappelons qu'à l'époque, les médicaments contre le SIDA n'en étaient qu'à leurs balbutiements. On mourait encore de cette terrible maladie. Ne voulant pas impliquer les deux internes de deuxième année qui travaillaient avec moi cette nuit-là avant d'avoir pris une décision ferme et définitive, je me suis rendu moi-même dans l'unité de soins intensifs.

Gloria était dans un semi-coma. Il me suffit de la regarder pour comprendre la cause du problème. Si Gloria avait du mal à respirer, ce n'était pas parce qu'elle souffrait d'un problème respiratoire mais parce que son ventre était rempli d'ascite (l'excès de liquide dans l'abdomen est généralement, mais pas toujours, l'effet secondaire d'un dysfonctionnement hépatique). Le semi-coma était probablement dû à une insuffisance hépatique.

Je n'avais guère d'options hormis de ponctionner le liquide et je demandai donc à l'infirmière de me préparer un kit de paracentèse. Nous avions peu de chances d'obtenir le consentement écrit de Gloria dans la mesure où elle n'était pas capable de prendre la moindre décision. Par ailleurs, je me trouvais face à une urgence.

Alors que j'enfilais les vêtements pour procéder à l'acte, je posai mon téléphone sur une étagère d'angle juste à côté de la chambre de Gloria. Je fis une croix sur son abdomen pour indiquer précisément le point de ponction. Gloria portait toujours son masque à oxygène, elle avait les yeux fermés et elle respirait fort. Elle tressaillit légèrement sans toutefois être en capacité de répondre lorsque l'infirmière lui expliqua d'une voix relativement forte ce qui allait se passer. J'étais sur le point d'insérer le trocart lorsque mon téléphone se mit à sonner. Dans la précipitation, j'avais complètement oublié de le couper. Je jetais des coups d'œil désespérés vers l'appareil qui n'arrêtait pas de sonner et j'étais sur le point de demander à l'infirmière qui m'assistait d'aller l'arrêter lorsque se produisit une chose à laquelle je ne m'attendais absolument pas.

Nous étions le 24 décembre et, en prévision de cette nuit de Noël, j'avais changé la sonnerie du téléphone et opté pour la chanson *Joy to the World.*

À peu près à la moitié de la chanson, je perçus un mouvement sur ma gauche. Les cils de Gloria se sont mis à papillonner. Puis elle ouvrit les yeux à demi, ses paupières étant encore bien lourdes.

« C'est Noël, Docteur ? » murmura-t-elle.

— Oui. Joyeux Noël, Gloria.

— Joyeux Noël, Docteur. »

La sonnerie du téléphone s'arrêta. La musique cessa et Gloria replongea dans le coma.

Un mystère musical

L'un des cas les plus étonnants dans l'histoire de la médecine remonte à 1997. Dans le département de psychiatrie et des sciences du comportement de l'université de l'Oklahoma, le Dr William W. Beatty et ses collègues se sont occupés d'un patient qui jouait du trombone. Trois ans avant que le patient décède d'une crise cardiaque, les médecins avaient diagnostiqué une maladie d'Alzheimer. Admis dans un centre de soins, l'homme avait progressivement glissé dans un état de dépendance totale et devait être assisté pour toutes les activités de la vie quotidienne. Pire encore, il était incapable d'assembler les différentes parties de son trombone. Or si sa vie avait totalement été bouleversée, il n'avait perdu aucune de ses aptitudes musicales. Si on assemblait pour lui l'instrument de musique, qu'on le positionnait entre les mains et qu'on le portait à ses lèvres, l'homme était parfaitement capable de sortir des notes justes, voire dans le meilleur des cas, de jouer des petits airs.

Lorsque le patient décéda, son cerveau fut prélevé et mis dans du formol afin d'être conservé jusqu'à ce qu'il soit examiné au microscope par des chercheurs. Le cerveau portait toutes les marques de la maladie d'Alzheimer : perte conséquente de neurones dans l'hippocampe et autres aires cérébrales associées, présence d'enchevêtrements neurofibrillaires et plaques amyloïdes.

Notre joueur de trombone est entré dans l'histoire au titre du premier cas Alzheimer dont la dextérité musicale n'avait pas été altérée par la maladie et ce, alors que ses autres facultés avaient été anéanties.

Cette découverte devait-elle surprendre la communauté scientifique ? *A priori* non. Après tout, la musique n'est-elle pas la plus importante forme d'expression ? Les mélodies n'étaient-elles pas présentes des millions d'années avant que les hommes n'émettent des grognements et prononcent leur toute première syllabe ?

Les experts choisissent de donner un sens aux vers du poète John Keats, qui sous le règne de la reine Victoria écrivit : « Les mélodies que l'on entend sont douces mais celles que l'on n'entend pas sont plus douces encore. » Les mots peuvent être formés, les messages peuvent être transmis, les langues peuvent être maîtrisées mais la musique, quant à elle, ne peut être dominée. Toujours, elle est subjective et fait partie du soi le plus intime.

Le concept selon lequel la musique peut être utilisée pour guérir remonte à la nuit des temps comme le prouvent les écrits bibliques. Pour Aristote, la musique était une force permettant de purifier les émotions. Hippocrate, le père de la médecine moderne, aurait joué de la musique pour soigner des hommes et des femmes souffrant de troubles mentaux. Au XIIIe siècle, dans les hôpitaux arabes, on jouait de la musique dans les chambres. En fait, la musique existait bien avant qu'Aristote et Platon ne parlent d'elle dans leurs écrits. La musicothérapie est venue de Mésopotamie, d'Inde, d'Égypte, d'Israël et de Grèce et a traversé le Moyen Âge, la Renaissance, l'ère baroque pour s'imposer dans notre ère moderne.

En ce temps-là, la croyance l'emportait sur la preuve et on se contentait d'hypothèses non fondées. Il en fallait plus à la science.

Le mot *om* (prononcez « aum »), qui trouve son origine dans la civilisation antique indienne, a su s'imposer comme outil thérapeutique favorisant le bien-être.

Impossible de traduire précisément le mot *om* qui véhicule une qualité acoustique qui ne se limite pas à un organe défini et qui fait écho au calme et à la sérénité.

Des chercheurs de l'école d'ingénierie et de technologie de l'université Sipna, en Inde, ont numérisé les ondes du *om* chanté afin de définir la hauteur moyenne et la modulation de fréquence de versions enregistrées. Les résultats ont été surprenants.

Bien que rudimentaire et menée sans une méthodologie bien définie, l'étude a montré que chanter pendant une certaine durée le mot *om* entraînait une baisse de l'amplitude de la modulation de fréquence des ondes.

Dans quelle mesure pouvait-on dire que cette baisse reflétait un effet apaisant sur un cerveau chamboulé ? Il était beaucoup trop prématuré pour tirer une conclusion objective. Un électroencéphalogramme pratiqué simultanément pour voir si la prévalence des ondes cérébrales spécifiques pendant l'enregistrement correspondait à la baisse de l'amplitude des signaux aurait été la suite logique. Mais alors que plusieurs étapes auraient permis d'apporter des preuves complémentaires, l'étude n'alla pas plus loin.

Aux États-Unis, ce qui avait commencé sous la forme d'un article rédigé par un auteur anonyme, intitulé « Music Physically Considered », et publié dans le magazine *Columbia* en 1789, devint une thérapie officiellement reconnue dans les années 1800 sous la forme d'un enregistrement dans un environnement institutionnel à Blackwell's Island (aujourd'hui Roosevelt Island) dans le New Jersey. S'ensuivit la première expérience systématique enregistrée dans le domaine de la musicothérapie conduite par le Dr Corning, à savoir le recours à la musique pour changer les états de sommeil pendant une psychothérapie.

On découvrit de manière fortuite les énormes bienfaits tant sur le plan physique que sur le plan émotionnel de la musique sur les vétérans de la Première puis de la Seconde Guerre mondiale. La musique jouée aussi bien par des professionnels que par des amateurs ouvrit les yeux de la communauté scientifique qui voulut en savoir plus quant aux possibilités illimitées de ce nouvel outil thérapeutique. Tandis que Willem van de Wall fut le premier à faire entrer la musicothérapie dans des établissements publics et à rédiger le premier texte sur la musicothérapie intitulé *Music in Institution*, E. Thayer Gaston, reconnu comme le père de la musicothérapie, institutionnalisa la musique en tant que forme alternative de traitement.

Erreurs tragiques ou manque manifeste de perspicacité, la musicothérapie n'a pas encore acquis ses lettres de noblesse aux États-Unis et ce, malgré toutes les années qui se sont écoulées et le fait que le pays soit la terre d'accueil de la plus grande association de musicothérapie du monde avec des musicothérapeutes exerçant dans plus de trente pays. L'Europe a, quant à elle, été plus prolifique, la musicothérapie étant largement utilisée au cours de séances de psychothérapie individuelles ou collectives pour libérer les émotions ou/et résoudre les conflits intrapsychiques – ce qui se comprend aisément lorsqu'on sait que l'Europe a très largement contribué au développement de la psychanalyse.

L'Effet Mozart

L'une des contributions les plus évidentes de la musique dont tout le monde parla est ce que l'on appela « l'Effet Mozart ». Si l'on se fie aux textes, la sonate K 448, sonate pour deux pianos en ré majeur, a été écrite sous la forme stricte d'une sonate *allegro* en trois mouvements. Composée dans la plus pure tradition des musiques galantes, la sonate se caractérise par un foisonnement de mélodies et des changements continuels de rythmes. La sonate K 448 est l'une des rares compositions écrites pour deux pianos.

L'Effet Mozart, késako ? Tout commence avec le Dr Alfred Tomatis, médecin ORL (otorhinolaryngologiste) français qui, comme il l'explique dans un livre intitulé *Pourquoi Mozart ?*[11]

11. Éditions Fixot, Paris, 1994.

publié en 1991, fait écouter du Mozart à ses patients pour *rééduquer* leur oreille en l'exposant à différentes fréquences, l'objectif final étant de soigner et de favoriser le développement du cerveau. Deux ans plus tard, les chercheurs Rauscher, Shaw et Ky découvrirent qu'après avoir écouté la sonate K 448, les sujets avaient de meilleures capacités de raisonnement spatial que les personnes qui avaient fait une séance de relaxation, guidées par des instructions verbales ou qui avaient été plongées dans le silence.

Ces résultats furent confirmés par nombre d'ouvrages et articles vantant les effets bénéfiques de la musique de Mozart dans le traitement du stress, de la dépression et de l'anxiété – et plus fascinant encore – sur une augmentation du quotient intellectuel (QI).

Comme Alex Ross, critique musical du *New York Times,* l'écrivit sur un ton enjoué : « les chercheurs sont arrivés à la conclusion qu'écouter du Mozart rend plus intelligent. » Et l'auteur de conclure que Mozart, en devenant « le plus grand compositeur du monde » a détrôné Beethoven. Le premier à réagir à la suite à cette déclaration fut Zell Miller, alors gouverneur de Georgie qui, en janvier 1998, déclarait avoir inclus dans son budget annuel la somme de 105 000 $ afin d'offrir à chaque bébé né en Georgie une cassette ou un CD de musique classique.

L'Effet Mozart eut son heure de gloire jusqu'au jour où une méta-analyse compilant toutes les études sur le sujet montra que l'Effet Mozart n'était en fait qu'une probabilité, un artefact. Les législateurs furent alors plus méfiants, notamment lorsque furent publiées les conclusions d'un rapport : « […] écouter de manière passive du Mozart – ou toute autre musique que l'on aime – ne rend pas plus intelligent. Des études complémentaires devraient nous permettre de dire si faire apprendre la musique à un enfant se traduit ou non, sur le long terme, par une augmentation de son QI. »

Quoi qu'il en soit, comme Mozart lui-même, les effets indirects de sa musique ont survécu au temps qui passe et influencent, aujourd'hui encore, la vie de nombre d'individus. Un article publié dans le *Guardian* cite l'exemple d'une usine de traitement des eaux usées dans laquelle du Mozart est joué au quotidien, sous prétexte que la dégradation des déchets est plus rapide du fait des vibrations qui pénètrent partout, y compris dans l'eau, les égouts et les cellules.

Le défi à relever est de comprendre ce qui se cache derrière l'Effet Mozart. Le verdict fut prononcé par le *Journal of the Royal Society of Medicine*, qui confirme un effet similaire obtenu avec le morceau de musique intitulé « *Acroyali/Standing in Motion* du compositeur grec Yanni : le même Effet Mozart [...] avec le même tempo, la même consonance harmonique et la même prévisibilité. »

Nouveau revirement pour les chercheurs qui proposèrent la sonate K 448 comme traitement pouvant être bénéfique aux patients souffrant d'épilepsie. Selon la *British Epilepsy Organization*, écouter la sonate pour deux pianos améliorerait les capacités de raisonnement spatio-temporel et diminuerait le nombre de crises d'épilepsie. Plus récemment, une étude menée en Caroline du Sud sur des enfants épileptiques a montré que la musique permet de mieux gérer la maladie.

La musique et la recherche

C'est à David Aldridge, président du département de Recherche qualitative en médecine au sein de l'université Witten Herdecke en Allemagne, que nous devons l'étude la plus poussée sur le pouvoir de la musique. Pour ses travaux, Aldrige s'est appuyé sur des faits anecdotiques qui ont montré qu'alors que les facultés verbales diminuaient chez les sujets souffrant d'un déficit cognitif, la réceptivité à la musique n'était aucunement altérée au cours des premières phases de la maladie. Depuis les années 1990, les recherches portant sur les effets de la musique sur les déficiences cognitives et plus particulièrement, chez les sujets déments, ont été très nombreuses.

En 2001, vingt patients déments suivis par le département de psychologie à l'université de Londres dans le Surrey ont été soumis à différents tests notamment liés à la mémoire autobiographique.

Les chercheurs leur ont demandé d'évoquer des souvenirs autobiographiques dans deux environnements, soit avec, soit sans musique en bruit de fond. Des airs connus ou inconnus des participants furent joués, les effets de chacun des morceaux étant mesurés sur trois échelles affectives. Les chercheurs ont observé une meilleure mémoire autobiographique chez les sujets qui avaient fait le test dans un environnement musical.

En 2009, Petr Janata, professeur de psychologie au *Center for Mind and Brain* de l'université California-Davis, a voulu en savoir plus sur le sujet. Pour ce faire, il s'est polarisé sur la région du cerveau au centre de toutes les études sur le yoga, le stress et la maladie d'Alzheimer, à savoir le cortex préfrontal médian. Le Pr Janata a prouvé le rôle déterminant de cette zone cérébrale dès lors qu'il s'agit d'associer une musique à un événement autobiographique et des émotions. Les travaux ont également mis en évidence un lien entre différents réseaux cérébraux lors de l'évocation de souvenirs autobiographiques suscités par une musique.

L'étude a porté sur treize étudiants (onze filles et deux garçons âgés de 18 à 22 ans). Tous ont écouté trente extraits de chansons répartis dans deux groupes de quinze chansons, chacune d'elles durant en moyenne trente secondes. Pour chacun des treize étudiants, les trente chansons (les stimuli) furent choisies au hasard parmi les cent chansons et morceaux de RnB les plus populaires une dizaine d'années en arrière, soit lorsqu'il(elle) avait entre sept et dix-neuf ans. Immédiatement après avoir entendu les extraits, les sujets devaient s'installer devant un ordinateur dans une pièce à l'abri du bruit et remplir un questionnaire afin d'identifier les souvenirs qui avaient refait surface. Suite au test, une IRM fonctionnelle fut pratiquée afin d'enregistrer l'activité du cerveau lorsque les participants écoutaient les différents morceaux de musique.

C'est ainsi que le Pr Janata observa une forte corrélation entre les chansons et l'évocation de souvenirs autobiographiques faisant naître certaines émotions. En moyenne, chaque participant reconnut dix-sept morceaux sur les trente écoutés. Sur les dix-sept morceaux, treize étaient modérément ou fortement associés à un souvenir autobiographique.

Ces résultats furent confirmés par les résultats obtenus lors de l'IRM fonctionnelle, qui mirent en évidence une augmentation de l'activité dans la partie dorsale du cortex préfrontal médian.

Cette découverte allait être le point de départ d'une grande aventure. S'appuyant sur l'hypothèse selon laquelle le cortex préfrontal médian serait fortement impliqué dans l'association d'extraits musicaux à des souvenirs autobiographiques, il décida d'étudier la trajectoire dans le cerveau d'un morceau écouté, et plus précisément la voie empruntée par les gammes majeures et mineures qui caractérisent la musique occidentale.

Le chercheur et son équipe ont suivi la progression des notes en étudiant leur répercussion sur l'activité cérébrale lors d'un scanner. Vous imaginez leur joie en découvrant que l'évocation des souvenirs et les notes empruntaient les mêmes voies cérébrales. Qui plus est, plus vifs étaient les souvenirs autobiographiques, plus l'activité cérébrale était forte.

Deux ans plus tard, Vinoo Alluri et ses collègues du *Center of Excellence* à l'université de Jyväskyiä en Finlande franchirent une étape supplémentaire en étudiant plus en détail la corrélation entre l'activité cérébrale et le rythme, la tonalité et la sonorité ou timbre. L'étude confirma leur intuition : un large réseau de structures cérébrales était impliqué et activé chez les sujets qui écoutent de la musique, y compris – mais pas seulement – le cervelet et les zones corticale et subcorticale impliqués dans certaines fonctions cognitives.

Pour le professeur Petri Toiviainen qui participa à l'étude, aucun doute : « Les résultats de nos travaux montrent pour la première fois la manière dont différents éléments musicaux activent les zones émotionnelles, motrices et créatives du cerveau. La méthode que nous avons mise au point permet, à mon sens, d'accéder à une meilleure connaissance quant à la manière dont est traitée la musique dans le cerveau que toutes les autres méthodes plus conventionnelles. »

Comment le professeur Toiviainen pouvait-il être aussi catégorique ? Tout simplement parce que, pour la première fois, une étude avait été réalisée avec de la vraie musique, les autres études ayant porté sur des stimuli ressemblant à une musique. En effet, les chercheurs ont fait écouter un tango argentin moderne aux participants afin de pouvoir analyser la manière dont le cerveau traitait les différents éléments musicaux – le rythme, la tonalité et le timbre. Ils ont ensuite comparé l'activité cérébrale et les trois éléments.

Les résultats allèrent au-delà de leur hypothèse. En effet, écouter de la musique sollicite notamment le cortex auditif, soit la partie du cerveau qui analyse les données auditives, mais aussi plusieurs autres zones cérébrales. Alors que la zone motrice traite le tempo, ce qui confirme le fait que la musique et le mouvement sont intimement liés, le rythme et la tonalité sont traités par le système limbique plus couramment appelé « cerveau émotionnel ».

Comme il fallait s'y attendre, ces observations ont poussé les chercheurs à vouloir en savoir plus. En 2013, soit deux ans plus tard, Amee Baird et Séverine Samson de l'université de Newcastle en Australie se sont tout particulièrement intéressés à des patients souffrant de lésions cérébrales acquises, l'objectif étant de confirmer l'hypothèse selon laquelle la musique populaire pouvait réveiller des souvenirs autobiographiques. Les chercheuses firent écouter des extraits des cent chansons les plus populaires à cinq patients – ce qu'avait fait le Pr Janata quelques années plus tôt, la différence étant que les patients avaient entendu certaines de ces chansons dès leur plus jeune âge, à savoir cinq ans. Chacun des cinq participants dut répondre à un questionnaire *Autobiographical Memory Interview* et se soumettre à une évaluation neuropsychologique. Pour les cinq patients, les chercheurs observèrent que les chansons qui réveillaient des souvenirs enfouis après l'apparition de la lésion étaient plus familières et plus appréciées que les chansons qui ne déclenchaient pas de réaction positive.

Musique et maladie d'Alzheimer : une approche hésitante

En 2016, José Carlos Millán-Calenti et ses collègues du groupe de recherche en gérontologie de la faculté de médecine de l'université de la Corogne en Galice ont scrupuleusement passé en revue tous les essais randomisés contrôlés (ERC) portant sur la gestion de l'agitation chez les patients Alzheimer grâce à un traitement autre que pharmacologique, l'objectif étant de définir des recommandations reposant sur des preuves tangibles quant à des stratégies spécifiques. Parmi toutes les méthodes évaluées – en passant par la stimulation cognitive, les interventions comportementales, la pratique d'exercices physiques, le toucher thérapeutique, l'aromathérapie ou encore la luminothérapie –

la musicothérapie est incontestablement l'une des méthodes les plus prometteuses et les plus fondées.

Les résultats étaient manifestes lorsque l'intervention était spécifiquement adaptée à un individu. En d'autres termes, les résultats sont meilleurs dès lors que la musique réveille des souvenirs propres au patient, par opposition à des musiques génériques qui stimulent la mémoire de tout un groupe. Les chercheurs observèrent également d'excellents résultats lorsque la musique était interactive – une musique stimulante poussait le sujet à frapper des mains, à chanter et danser.

Pour évaluer l'agitation des patients Alzheimer, les chercheurs ont eu recours à l'échelle d'évaluation BEHAVE-AD, qui répartit les symptômes psychologiques et comportementaux de la démence (SPCD) en sept catégories : idées délirantes et paranoïaques, hallucinations, activités inadéquates, agressivité, troubles du rythme nycthéméral, troubles affectifs et troubles anxieux/phobies. Plus le score sur l'échelle est élevé, plus la démence est grave. Les chercheurs ont prouvé les effets sur le long terme, soit sur une période de dix semaines, de la musicothérapie passive (écouter un CD) ou interactive (écouter de la musique en frappant des mains, en chantant et en dansant).

Une diminution des symptômes comportementaux plus significative sur le long terme a été observée chez les sujets du groupe ayant bénéficié de la musicothérapie interactive que chez les sujets étant limités à l'écoute d'un CD seul et les sujets du groupe de contrôle.

Chaque séance hebdomadaire d'une durée de trente minutes était animée et sous le contrôle de deux musicothérapeutes, de quatre ergothérapeutes et de six infirmiers(ères). Les musiques étaient spécifiquement sélectionnées afin d'éveiller des souvenirs agréables chez chacun des sujets.

Les résultats, au demeurant prévisibles, furent encourageants dans la mesure où les chercheurs enregistrèrent une baisse des idées délirantes et paranoïaques, des activités inadéquates, de l'agressivité, des troubles affectifs et des troubles anxieux/phobies chez les sujets ayant suivi des séances de musique interactive.

Restait à savoir combien de temps ces effets bénéfiques allaient durer. Comme le montra l'étude, les effets ne persistèrent pas dans le temps mais diminuèrent progressivement pour totalement disparaître trois semaines après la dernière séance.

Quelles conclusions tirer de cette observation ? Simplement que les effets dépendent de l'implication du sujet – ni plus ni moins, peut-on ajouter, que comme les effets bénéfiques d'un médicament tout droit sorti d'un laboratoire pharmaceutique. Le processus est le même sauf que, dans le cas de la musicothérapie, il n'y a ni les effets indésirables ni les risques d'intolérance que l'on craint dès lors que le médecin nous prescrit une pilule.

Les résultats nous ont également obligés à revoir le concept de base de la musicothérapie mais aussi de toutes les thérapies autres que médicamenteuses. En ce qui concerne le traitement ou la gestion de troubles cognitifs, l'approche ne doit pas porter sur la population en général mais viser un individu en particulier, ce que bien sûr ne permet pas un médicament. Ce qui prouve bien, une fois encore, que chaque personne touchée par la maladie d'Alzheimer est un cas unique.

Étonnamment, ce sont les infirmiers(ères) plus que les médecins qui ont vanté les bienfaits de la musicothérapie, outil indispensable dans le traitement des patients souffrant de démence ou d'un trouble cognitif lié. Dans son article publié dans la revue *Clinical Nursing Research*, H. Ragneskog décrit comme d'autres chercheurs les réactions observées chez cinq patients déments écoutant trois types de musique au cours d'un dîner. La scène a été entièrement filmée. L'un des sujets particulièrement agité s'est calmé, un deuxième a mangé plus qu'à l'accoutumée. Autre constat : tous les participants sont restés plus longtemps à table du fait de la musique.

La musique, une thérapie prouvée ? De nombreux points sont encore à éclaircir

Je suppose que les sceptiques commencent à sentir que je veux les entraîner sur un terrain glissant et sont prêts à m'arrêter net. Je leur demande de ne pas se précipiter pour rendre leur verdict.

En effet, je pense que, dans la pratique d'une médecine basée sur les preuves, la musique seule ne peut pas être considérée comme une thérapie singulière permettant de guérir n'importe quel trouble organique ou fonctionnel et plus précisément la maladie d'Alzheimer. Mais le responsable n'est pas, contrairement à ce que l'on pourrait penser, la musique en tant que donneur mais bel et bien les receveurs, autrement dit *nous*.

Pour mieux comprendre comment la musique peut être une thérapie pour les personnes démentes, je vous propose de nous pencher sur une étude parue dans l'une des revues de la *Collaboration Cochrane* reconnue pour publier les informations les plus fiables sur les effets des traitements et des interventions sur la santé, l'objectif étant d'aider les professionnels dans leur prise de décision. Dans une étude de grande ampleur, les auteurs Annemiek C. Vink et ses collègues de l'école de musique ArtEZ à Van Essengaarde aux Pays-Bas ont passé au crible les principales bases de données et analysé en détail les essais randomisés contrôlés (ERC) ayant mis en évidence des bienfaits cliniques pertinents de la musicothérapie dans le traitement de troubles comportementaux, sociaux, cognitifs et émotionnels chez les sujets âgés atteints de démence.

Les auteurs ont emprunté la définition du terme *musicothérapie* donnée par la Fédération mondiale de musicothérapie (FMM), à savoir « l'utilisation de la musique et/ou d'éléments musicaux (son, rythme, mélodie et harmonie) par un musicothérapeute diplômé dans un processus destiné à faciliter et promouvoir la communication, les liens sociaux, l'apprentissage, la mobilisation, l'expression, l'organisation et autres objectifs thérapeutiques pertinents auprès de patients isolés ou en groupe, dans le but de répondre à leurs besoins physiques, émotionnels, mentaux, sociaux et cognitifs. »

Les chercheurs ont eu recours à deux types de musicothérapie : la musicothérapie dite *réceptive* et la musicothérapie dite *active*. Comme vous l'aurez certainement compris, la première repose sur l'écoute d'une musique jouée ou enregistrée sous le contrôle d'un thérapeute. La seconde est basée, quant à elle, sur l'implication des sujets dans la production sonore (instrumentale, vocale ou danse). Le rôle du thérapeute est fondamental dans la musicothérapie réceptive, dans la mesure où il doit être capable de choisir la musique la plus appropriée pour répondre aux besoins du sujet et aux objectifs de la thérapie.

Les chercheurs se sont tout particulièrement intéressés aux effets de la musique sur les sujets Alzheimer présentant des troubles du comportement tels que l'errance, l'agitation verbale ou une excitation générale.

Ils ont été très vigilants quant aux améliorations et changements cognitifs, bien-être émotionnel et comportements avec autrui. Tous les outils comportementaux et psychologiques furent acceptés et pris en compte.

Je vous propose maintenant de nous intéresser plus précisément à la méthodologie, dans la mesure où une étude peut arriver à de mauvaises conclusions uniquement parce que la manière dont elle est menée n'est pas appropriée.

Dans la première version datant de 2003, les chercheurs ont commencé par identifier les trois cent cinquante quatre références portant sur la relation musique/démence. D'emblée, deux cent cinquante quatre d'entre elles furent éliminées car elles ne correspondaient pas à des « travaux de recherche » et étaient purement anecdotiques. Parmi les études restantes, soixante quatorze furent elles aussi éliminées car reposant sur des études de cas ou séries de cas – soit des études de cas sans comparaison avec un groupe témoin ou un autre groupe de cas. Au final, seules vingt-six études furent retenues, cinq d'entre elles étant sélectionnées d'office du fait des critères d'inclusion (facteurs qui permettent à une personne de participer à une étude). En 2008, dix-huit autres études furent passées au crible. Dans un premier temps, trois furent retenues mais, au final, les chercheurs n'en gardèrent que deux pour leur rapport de 2010.

Sur les dix études qui réussirent à franchir toutes les étapes pour se retrouver en finale, les interventions de musicothérapie réceptive et de musicothérapie active furent étudiées de la même manière. Dans le premier cas, le choix des patients fut bien entendu pris en compte. Pour chacune des études, les sept questions de base auxquelles doit répondre tout chercheur qui se respecte ont été posées :

La procédure dite en aveugle a-t-elle été respectée ?

Un complément d'informations a-t-il été demandé lorsque les données étaient insuffisantes ?

Les résultats n'ont-ils pas été influencés par des préjugés ou une modification des critères ?

L'étude a-t-elle reposé sur le principe d'affectation cachée ? (la procédure adaptée aux essais randomisés contrôlés, les personnes qui présélectionnent et répartissent les participants dans les différents groupes ne savent pas à l'avance dans quel groupe le patient va être affecté.)

Tout a priori *pouvant avoir des répercussions sur les résultats a-t-il été éliminé ?*

Sans attendre, les chercheurs se sont mis à l'ouvrage pour répondre à chacune de ces questions. Leurs conclusions furent on ne peut plus claires.

Pour la majorité des études, peu de données quant à la méthodologie, raisonnement et choix de la procédure.

La plupart des études ne faisaient pas grand cas de méthodes adaptées aux tests randomisés.

Aucune étude ne permettait d'affirmer que l'évaluateur avait réellement travaillé à l'aveugle.

En résumé, aucune étude ne respectait *stricto sensu* les critères de validité classiques, avec notamment une remise en question des qualités méthodologiques de la majorité des études.

Je vais maintenant vous présenter l'une des études précitées afin de vous montrer pourquoi le concept de la musique en tant que thérapie a été réfuté par les scientifiques et les statisticiens d'alors.

L. A. Gerdner, du département recherche et développement du *Center for Mental Healthcare and Outcomes Research* à l'université de l'Arkansas à Little Rock, a essayé de montrer les effets d'une musique correspondant à un individu donné, par opposition à une musique favorisant la relaxation classique sur la fréquence d'un comportement agité chez les personnes âgées souffrant de la maladie d'Alzheimer et autres troubles liés. Le chercheur a recruté trente-neuf patients venant de six centres de soins longue durée situés dans l'Iowa. Pendant environ six semaines, les patients ont écouté une musique favorisant la relaxation : *Meditation : Classical Relaxation, Vol. 3,* anthologie musicale de morceaux composés entre autres par Grieg, Beethoven et Schubert. Puis pendant deux semaines, les sujets n'ont écouté aucune musique (soit le temps nécessaire pour éliminer les effets de la musique sur leur comportement). Les familles ont ensuite dû répondre à un questionnaire quant aux préférences musicales des patients. Par exemple, « mon père adorait écouter *In the Digital Mood* de Glenn Miller ou *Pure Gold* de Perry Como. »

Pendant six semaines, chaque participant a écouté les musiques identifiées par sa famille et ce, à raison, de deux séances hebdomadaires de trente minutes.

Les chercheurs ont choisi comme outil d'évaluation le test de Bonferroni. Ce test *post-hoc* (du latin signifiant « après ça ») permet de déterminer les différences significatives entre les moyennes des groupes dans une analyse de variances sans qu'une hypothèse sur la relation entre les groupes ait été émise avant que les données soient examinées. Les résultats ont montré une diminution plus significative de l'état d'agitation pendant mais aussi après les séances durant lesquelles les sujets écoutaient une musique qu'ils aimaient, que lorsqu'ils écoutaient la musique de relaxation classique.

Et les chercheurs d'expliquer la non-validation de ces résultats en ces termes :

> Les analyses décrites ne sont pas en adéquation avec les données. En effet, pour chaque participant, des hypothèses ont été émises donnant lieu à un fichier constitué de plusieurs centaines d'observations qui ont ensuite été analysées sans que soit prise en compte la corrélation entre les observations concernant un individu en particulier. L'étude ne répondant pas à une méthodologie rigoureuse, les résultats ne peuvent être validés.

Si on y regarde de plus près, en effet, en termes de spécificité, le test laisse à désirer. Pire, le test de Bonferroni a été utilisé précisément pour réduire au maximum les possibilités d'obtenir un résultat significatif statistiquement parlant lorsque plusieurs hypothèses sont émises. Les résultats ne sont donc pas probants. En effet, aucune thérapie ne peut être considérée comme efficace si, statistiquement, les résultants ne sont pas probants.

Même verdict pour les neuf autres études qui présentaient des points faibles au niveau de la méthodologie, du raisonnement et du choix de la procédure, notamment parce que les investigateurs savaient ce qui était évalué et qu'il n'y avait pas eu de test croisé pour confirmer les résultats obtenus.

Autant de remarques qui frappent le cœur même de la recherche médicale dès lors qu'il s'agit d'intégrer des options holistiques dans un cadre classique, la musicothérapie étant un domaine particulièrement complexe.

Comme je l'ai déjà laissé entendre, tout est une question de mentalité. Inutile de vouloir nous faire gober tous les tests et toutes les mésaventures auxquelles est soumis un médicament lorsqu'on parle de musicothérapie. Car la musique n'est pas un médicament. La musique est quelque chose que chacun perçoit à sa manière. La musique est un choix personnel. La musique a des effets positifs sur l'humeur, qui varient d'une personne à l'autre et sont momentanés. J'insiste sur le mot *momentanés*, car un même morceau de musique qui, à un moment de la journée, donne un regain d'énergie et procure du plaisir, peut n'avoir aucun effet positif à un autre moment ou si l'on est dans un autre état d'esprit. Autrement dit, nous sommes pris entre, d'un côté, la musique qui prend le dessus sur le mental et, de l'autre côté, le mental qui l'emporte sur la musique. Si on sait que certaines musiques arrivent à calmer les plus fougueux, pour la plupart des individus, la réceptivité de l'esprit prime et l'emporte de manière intrinsèque. Nous nous emballons et voulons à tout prix démontrer les bienfaits de la musique sans savoir et sans comprendre comment ça marche et comment on peut arriver à de tels résultats.

« En tout cas, ça marche ! » C'est ce qu'a clamé haut et fort Andrew DeNicola lorsque je l'ai interrogé sur le sujet. Travaillant depuis plus de trente ans au lycée J. P. Steven à Edison dans le New Jersey, Andrew DeNicola a été nominé au Grammy Awards dans la catégorie Professeur de musique.

« Dans quelle mesure la musique vient-elle en aide à vos élèves et à vous-même ? » lui ai-je demandé alors que nous étions dans son bureau et que des jeunes répétaient.

« Tout simplement en éliminant le stress qui est en nous. Lorsque je regarde mes élèves, je vois qu'ils ont les nerfs à vif mais lorsqu'ils me rejoignent et que nous nous mettons à jouer, ils se calment immédiatement. Quelque chose se passe. Je ne sais pas quoi mais il y a vraiment quelque chose. »

L'étonnante histoire de Dawn Shilling

Dawn Shilling a été admise dans notre établissement après une bagarre avec son petit ami. Lorsqu'elle est arrivée, la jeune fille de 22 ans était inconsciente du fait d'une overdose.

L'échelle de Glasgow ou score de Glasgow est l'échelle neurologique classique qui permet d'évaluer le degré de conscience d'un patient. L'échelle va de 3 à 15. Sans attendre, les neurologues prescrivirent une IRM de la tête qui révéla une encéphalopathie anoxique (lésions cérébrales dues à un manque d'oxygène). Dawn fut mise sous assistance respiratoire avec un traitement médicamenteux de confort. Le pronostic vital étant engagé, l'un des neurologues prit contact avec les membres de la famille de Dawn pour leur expliquer ce à quoi ils devaient s'attendre. L'idée était d'avoir leur avis pour savoir s'il fallait continuer ou arrêter les soins. Comme l'exige la procédure, le comité de bioéthique fut réuni.

Le neurologue expliqua que Dawn était condamnée à passer le reste de sa vie dans un lit, reliée à une machine avec quasiment aucune chance de voir son état s'améliorer. Tous les membres de sa famille y compris ses sœurs et ses frères furent d'accord pour dire que tout acharnement thérapeutique ne servirait à rien. Tous sauf John, le père de Dawn, un ouvrier du bâtiment à la retraite qui, toute sa vie, avait trimé pour nourrir sa famille. Sa femme était décédée brutalement d'une attaque et, depuis ce jour, Dawn était devenue sa seule raison de vivre. John refusa de donner son accord et ce, en dépit de tous les efforts que les travailleurs sociaux, les cliniciens et les autres membres de la famille firent pour le convaincre. John était croyant et plus que jamais, il s'accrochait à l'idée : *les médecins prescrivent, Dieu guérit.*

Les soins continuèrent donc même si, au fil des jours, l'équipe administrative était de plus en plus sceptique. Je fis transférer Dawn dans une chambre plus tranquille, à l'écart du poste infirmier bruyant et passager. Ne voyant pas bien la nécessité de faire écouter à Da3wn les prévisions météorologiques et des feuilletons à l'eau de rose, je demandais qu'on opte pour de la musique gospel, à la plus grande joie de son père qui passait ses jours et ses nuits aux côtés de sa fille, assis dans un fauteuil. Je lui conseillai de parler à Dawn et de lui lire des passages des Saintes Écritures et ce, comme si elle écoutait ce qu'il disait. John s'exécuta avec un indéfectible dévouement.

Mais ces tentatives restèrent sans effet. Rien ne bougea. Nous avons laissé la ventilation, les sondes et les perfusions en place. Nous avons aussi laissé la musique. Une nuit, John m'a appelé. Sa voix tremblait.

« Je crois que les yeux de Dawn se sont révulsés. Et ses doigts ont frémi. Elle voulait peut-être communiquer ? »

Je n'avais pas le courage de lui dire que ce qu'il me décrivait étaient des mouvements naturels, involontaires qui se produisaient de temps à autre, des réflexes ni plus ni moins. Le lendemain, alors que je passais de chambre en chambre pour faire le point sur l'état de santé de mes patients avec des internes de deuxième année, je tentais quelque chose que je n'avais encore jamais fait. J'ai baissé le ton, enlevé mon gant et glissé mon index dans le creux de la main crispée de Dawn.

« Dawn, si vous m'entendez, serrez mon doigt », murmurai-je à l'oreille de la jeune femme.

Et l'improbable se produisit. Les doigts de Dawn se sont mis à bouger, doucement, de manière presque imperceptible, comme si elle protestait. Je regardais John, debout de l'autre côté du lit. Ses lèvres tremblaient, un torrent de larmes coulait de ses yeux. Je savais que la bataille était loin d'être gagnée. Je voulais que rien ne change. Je voulais que la médecine traditionnelle n'intervienne pas. Je voulais que ce moment ne finisse jamais, je voulais rester là dans la chambre de Dawn avec John et la musique.

L'état de Dawn s'est amélioré. Elle a retrouvé l'usage de ses muscles, l'un après l'autre. Elle a fait un mouvement, puis un autre et encore un autre. Un matin, ses yeux se sont mis à regarder tout autour de la chambre. Un après-midi, elle a bu un peu de liquide, ce qu'elle n'avait pas fait depuis deux mois. Un mois plus tard, Dawn sortait de la chambre 516, acclamée par vingt membres de sa famille, fous de joie.

L'état de santé de Dawn s'était-il amélioré naturellement ?

Dawn était-elle l'exception à la règle ?

Est-ce que les mots apaisants de John, prononcés jour après jour, nuit après nuit, avaient eu raison de son cerveau obstrué ?

Est-ce que les rythmes de la musique gospel avaient réveillé son esprit plongé dans le coma ?

Nous n'avons la réponse à aucune de ces questions. Nous savons seulement que Dawn s'en est sortie alors que la médecine prédisait le contraire. Nous savons que hormis une assistance respiratoire et une perfusion pour la nourrir, Dawn n'a eu aucun soin car nous autres médecins n'avions rien à lui proposer. Nous savons aussi que la musique n'avait jamais cessé d'être présente dans sa chambre.

Mais nous nous contenterons de nous en tenir à ces faits.

La seule chose que nous puissions faire est de mettre l'expérience de Dawn au service d'autres personnes plongées dans le coma, à savoir leur faire écouter du gospel et voir si nous pouvons en tirer des conclusions pouvant alimenter des statistiques.

Nous surestimons les faits et les chiffres alors qu'une guérison sans médicament est présentée comme exceptionnelle et accidentelle. De manière plus objective, la musique est en quelque sorte le pont invisible qui permet aux souvenirs, morts et révolus, de devenir des souvenirs ravivés.

Je clôturerai ce chapitre sur la musicothérapie et ses vertus avec Oliver Sacks, l'un des rares neurologues qui ne laissa pas la connaissance étouffer les idées intuitives qui peuvent faire fi de ce qui est évident. Lorsqu'il parle de ses expériences avec les malades atteints de la maladie de Parkinson, expériences à la fois très personnelles et bouleversantes, Oliver Sacks souligne l'importance de la musique dans l'approche holistique de cette pathologie.

Plusieurs exemples ressortent des innombrables cas décrits par le neurologue, comme cette femme à un stade avancé de la maladie d'Alzheimer qui était toujours capable de mémoriser des compositions pour piano complexes qu'elle venait d'apprendre ; ou ce musicien terrassé par la maladie qui se souvenait et interprétait des morceaux qu'il n'avait jamais aussi bien joués ; ou encore ce monsieur âgé qui se souvenait de partitions pour baryton qu'il était capable de chanter *a cappella* alors qu'il était incapable de dire qui il était.

Le Dr Sacks fait écho à ce qui était ressorti d'expériences menées avant lui, à savoir qu'une musique familière qui fait du bien peut faire renaître des souvenirs perdus chez une personne démente. Il alla même plus loin et recommanda d'introduire le *mouvement* dans les thérapies de groupe. Pour lui, la danse qui est multimodale, devient un outil efficace qui permet à des patients qui broient du noir de sortir de leur torpeur. Jouer ne serait-ce que du tambourin est une thérapie prometteuse dans la mesure où il y a une stimulation des « aires subcorticales du cerveau qui, on le sait, ont un rôle fondamental ».

Ni moi ni aucun de mes confrères ne pouvons, si nous voulons rester rationnels, dire que la musique permet de soigner la maladie d'Alzheimer. Croire que la musique peut désagréger les plaques amyloïdes serait une ineptie. Mais ce qui est une vérité indéniable, c'est que la musique touche les âmes qui peuvent alors se réveiller et entrer en ébullition.

La musique est là, présente dans le vaste et profond réservoir des souvenirs. La musique est tellement imprégnée en nous qu'on ne peut l'oublier. Éternelle, la musique est un outil d'une valeur inestimable à la fois pour le malade et l'aidant. Au premier, elle offre un moment intemporel où il peut retrouver le soi perdu. Au second, elle ouvre l'une des rares fenêtres qui lui permet de voir celui ou celle qu'elle aime tel(le) qu'il(qu'elle) était avant.

La réalité virtuelle

Depuis que Andrea avait été admise pour une démence de type Alzheimer, les infirmiers l'avaient toujours à l'œil car elle pouvait passer d'une seconde à l'autre par différents états émotionnels : agitation, cris et larmes. Son état était tel que son frère, de cinq ans son cadet, ne pouvait plus gérer la situation. Manifestement, elle ne respectait pas les prescriptions médicamenteuses des médecins. Trois ans plus tôt, elle avait eu un accident vasculaire cérébral (AVC) et bien qu'elle ait presque tout récupéré sur le plan moteur il n'y avait eu aucune amélioration, sur le plan psychique et comportemental. Qui plus est, elle avait dû subir une hémicraniectomie pour retirer une tumeur cérébrale.

Andrea piquait une crise à chaque fois qu'on lui présentait quelque chose, puis ses rictus laissaient place à un sourire qui semblait plus tenir d'une réaction neurologique que de l'expression d'un sentiment de joie.

Les psychiatres faisaient leur travail mais Andrea, fidèle à elle-même, refusa de prendre les médicaments, les vitamines et les compléments alimentaires prescrits.

Une infirmière, espérant arriver à convaincre la malade, lui demanda :

« Est-ce que vous aimeriez manger ?

— Non !

— Vous n'avez pas pris votre traitement pour stabiliser votre tension artérielle, Andrea. Vous devez prendre ces médicaments.

— Fichez le camp ! Je ne les prendrai pas ! »

L'infirmière m'appela, ne sachant plus quoi faire. Le psychiatre avait prescrit de l'halopéridol, un neuroleptique antipsychotique pour calmer ses crises, mais en vain. Lorsqu'elle acceptait de prendre le médicament, Andrea s'endormait tout d'un coup mais dès que les effets du médicament disparaissaient, elle redevenait agressive et ses « non ! » retentissaient dans les couloirs.

Lorsque j'entrai dans la chambre, l'infirmière me dit tout bas : « Je suis sûre qu'au cours de l'intervention, le chirurgien lui a retiré la partie du cerveau qui gère le "oui", Seigneur Jésus, elle dit "non" à tout ! »

Andrea me regarda, les yeux vitreux. Son aspect négligé laissait voir la tempête qui, en permanence, grondait en elle. Sa robe était à demi ouverte, ses cheveux étaient ébouriffés et sa bouche aux lèvres desséchées était de travers. On aurait dit une otage retenue par ses ravisseurs. Je lui souris mais elle resta de marbre. Je passai outre les formalités d'usage qui, à mon sens, étaient totalement inutiles et au lieu de lui demander comment elle allait, je lui posai la question suivante.

« Ma chère Andrea, aimeriez-vous rentrer chez vous ? »

Sa réponse ne se fit pas attendre.

« Oui », répondit-elle à voix basse.

« Comment voulez-vous que je gère la situation maintenant que vous lui avez promis qu'elle pourrait rentrer chez elle ? » explosa l'infirmière. « En effet, j'imagine que vous n'allez pas la laisser sortir tout de suite ?

— Et pourquoi pas ? » rétorquai-je avant d'expliquer à l'infirmière qu'une mauvaise prise en charge d'un trouble était contre-productive et pouvait avoir des effets délétères, voire aggraver l'état d'un malade.

Sans plus attendre, nous avons téléphoné à Brent, le frère de Andrea. Je lui expliquai l'état dans lequel était sa sœur et je lui posai plusieurs questions afin de savoir comment était la chambre dans laquelle elle passait la plus grande partie de son temps avant d'être hospitalisée. Brent m'envoya la photographie des lieux par SMS. Impossible de recréer exactement le même environnement au sein d'une structure hospitalière. Néanmoins, je demandai à son frère de nous envoyer toutes les photographies qui étaient dans la pièce – des photos des petits-enfants de Andrea, de son fils unique, le jour de la remise de son diplôme universitaire, de Andrea lorsqu'elle était jeune, au bras de son mari et rayonnante sur le pont d'un navire et bien d'autres photographies encore.

Nous avons installé Andrea dans une autre chambre. Le soir, le soleil pénétrait dans la pièce. La fenêtre donnait plein est sur la vallée et le vert des prairies. Nous avons disposé toutes les photographies que Brent nous avait apportées, sur la table de chevet juste à côté de la tête du lit.

Lorsqu'elle pénétra dans la pièce pour la première fois, Andrea regarda longuement chacune des photographies puis soudain, elle tourna les talons.

« Où est Debbie ? » demanda-t-elle.

Debbie était la petite-fille de Andrea. Avant que j'aie eu le temps de répondre, l'infirmière, sous l'emprise d'une forte émotion, prit la parole.

« Elle va venir, Andrea. Ils vont tous venir. »

L'histoire de Andrea n'est pas à proprement parler, un exemple de réalité virtuelle. Nous n'avons fait qu'introduire dans le cerveau d'Andrea emprisonné dans un environnement étranger des choses qui lui étaient familières. C'est ce que l'on appelle la *thérapie de présence simulée* ou plus précisément *thérapie de présence familiale simulée*. Cette thérapie a été mise au point grâce aux observations des soignants travaillant dans des hôpitaux et des maisons de convalescence, qui se sont aperçus que les patients auxquels la famille rendait souvent visite étaient moins agités et moins négatifs.

Ce constat remonte à l'année 1995. Patricia Woods et Jane Ashley, deux infirmières diplômées du Massachusetts, ont mené une étude sur vingt-sept patients atteints de démence admis dans des maisons de santé. Les infirmières ont fait écouter à chacun des patients une cassette sur laquelle était enregistrée la voix des aidants. L'étude a montré chez ces sujets une diminution significative des troubles du comportement, et des agressions verbales. Les malades se sentaient moins isolés et leur attitude était plus positive : meilleure communication verbale, personnes plus souriantes, voire des hommes et des femmes qui se mettaient à chanter.

Patricia Woods et Jane Ashley avaient semé les graines de ce que l'on appellerait plus tard *réalité virtuelle*.

Comme le laisse supposer ce terme, la réalité virtuelle permet au cerveau de naviguer dans un monde virtuel qui est étonnamment proche du monde réel. Ce qui, il y a encore quelques années, n'était qu'un gadget de haute technologie, est aujourd'hui un outil dont disposent les professionnels de la santé pour soigner les sujets atteints de démence ou dépressifs.

Avoir l'opportunité et la possibilité de vivre virtuellement une scène qui fait du bien et suscite des émotions est à la fois revigorant et stimulant, avec à la clé un effet positif sur l'humeur. Comme le dit si bien John Keats dans son poème intitulé *Endymion* : « Toute beauté est une joie éternelle. Autrement dit, la beauté peut être distillée dans le cerveau. Pour un esprit déprimé ou dément, incapable d'extraire la beauté d'un chef-d'œuvre, qu'il s'agisse d'un tableau ou d'une cadence, la réalité virtuelle est le guide idéal pour accéder à la joie, une joie totale et pure. »

Soniya Kim, médecin exerçant dans la région de la Baie de San Francisco, a posé un casque sur la tête de patients déprimés ou déments qui ce faisant, se sont vus emmener en promenade. Les résultats ont été bluffants avec des effets positifs sur l'humeur de tous les participants. Soniya Kim aime raconter l'histoire de l'un de ses patients, un homme mesurant deux mètres, voûté et très angoissé, qui restait toujours à l'écart lors des thérapies de groupe. Grâce à la réalité virtuelle, l'homme s'est mis à chanter et à battre la mesure avec ses doigts lorsqu'il vit un oiseau voler dans le programme. Une transformation telle que la femme du patient fondit en larmes.

Si la réalité virtuelle peut susciter la joie et le bonheur, peut-elle aussi raviver les souvenirs ?

La remontée des souvenirs d'Andrea aurait-elle été plus forte si sa vie passée avait défilé sous ses yeux ? Autrement dit, la vie passée de Andrea pourrait-elle être dupliquée pour lui être présentée de nouveau ? Pourrait-on considérer que pouvoir replonger dans sa vie passée est un outil au service de la science moderne ?

C'est en tout cas ce qu'ont voulu savoir des chercheurs australiens. Comme beaucoup de pays, l'Australie a vu le nombre de personnes touchées par la maladie d'Alzheimer considérablement augmenter pour atteindre aujourd'hui 353 800 malades. D'ici 2023, ce nombre devrait passer à 400 000 pour atteindre, selon les experts, 900 000 dans les années 2050. Pour le Bureau des statistiques australien, la maladie d'Alzheimer est la deuxième cause de mortalité tout de suite après les maladies coronariennes et avant les troubles cérébrovasculaires. Résultat, l'Australie essaie de trouver comment gérer la maladie d'Alzheimer en sortant des chemins classiques.

La réalité virtuelle n'est pas vraiment une nouveauté dans le domaine thérapeutique. En effet, la RV comme on dit dans le jargon médical, est largement utilisée en chirurgie robotique et comme outil pour former les soignants, notamment pour leur apprendre à poser un diagnostic. Ce qui est nouveau, c'est l'application clinique de la réalité virtuelle en psychiatrie avec des résultats étonnants sur le plan émotionnel, d'où l'intérêt croissant pour cette technique dans de nombreux pays.

En Australie, par exemple, la société Build VR implantée à Victoria, a développé des programmes de réalité virtuelle sur différents thèmes : voyage, aventure, animaux, monde aquatique et relaxation. Tous les programmes ont eu des effets positifs sur l'humeur des patients. Le casque indispensable lorsque la RV est apparue n'est plus une nécessité. En effet, un simple mouvement de la main suffit pour changer un paysage ou modifier un scénario avec, par exemple, des papillons qui volent, un bateau qui navigue sur un étang, une famille de canards qui barbotent dans une mare, etc. Si la RV permet de raviver des émotions enfouies, l'interactivité sollicite le cerveau qui jusqu'alors était au ralenti.

C'est, toutefois, sa capacité à raviver les souvenirs qui fait de la réalité virtuelle un outil qui fascine et séduit. Le Dr Tanya Petrovich, responsable du département Business Development de la société Alzheimer's Australia Vic, est on ne peut plus optimiste :

« Je suis convaincue que la réalité virtuelle a un potentiel énorme. Je vois une multitude d'autres utilisations possibles et j'espère que le personnel médical va de plus en plus avoir recours à cet outil. Dans un futur proche, nous pourrions avoir un vieil homme qui pourrait faire visiter sa ville natale à son petit-fils via la RV. Pour ce qui est de la démence, nous devons utiliser tous les outils dont nous disposons pour faire resurgir les souvenirs enfouis. »

Il nous reste encore du chemin à parcourir pour comprendre comment la réalité virtuelle fait remonter à la surface des souvenirs perdus dans l'agrégat de peptides qui constituent les plaques amyloïdes. Être plongé dans un environnement en 3D semblerait réactiver le réseau neurologique mis à mal chez les sujets frappés par la maladie d'Alzheimer, une hypothèse qui demande à être confirmée. En attendant, ne privons pas les patients du bonheur de retrouver, ne serait-ce que pour quelques instants, des souvenirs perdus.

Toucher, tout simplement

Rendons-nous maintenant au royaume du toucher. Ce dernier permet d'établir un lien quand le langage, les phrases, les mots, les syllabes, voire la musique restent sans effet. La paume d'une main sur la paume d'une autre main, une main sur une épaule, la sublime sensation d'une caresse – sont beaucoup plus qu'un simple contact sur la peau. Prendre la main de quelqu'un ou toucher son épaule réveillent le cœur et font naître nombre d'émotions.

Un jour, alors que je parlais avec le Dr Constante Gil, mon mentor durant toutes mes années d'internat, nous en sommes venus à l'importance et l'absolue nécessité du toucher. Le Dr Gil fit même allusion aux travaux menés par sa fille sur les incroyables effets produits par le toucher chez les nouveau-nés. Le Dr Karla Gil, pédiatre exerçant en Floride, a lancé une étude sur les bienfaits des massages chez les enfants nés prématurément, notamment le fait de poser doucement la main et de toucher lentement et délicatement les bébés qui, bien que ne pouvant s'exprimer verbalement, montrent combien ils apprécient ce contact tactile. Les résultats furent époustouflants. Les enfants ayant bénéficié de massages sous forme de pressions modérées (massages qui ne laissent pas une marque blanche sous la pression des doigts contrairement aux massages plus toniques) ont pris du poids beaucoup plus rapidement que les enfants non massés et ont de ce fait vu leur séjour en néonatologie considérablement écourté.

Il n'est donc pas surprenant que le toucher suscite autant d'intérêt de la part de la communauté scientifique. Mais les bienfaits du toucher ne sont pas les seules raisons qui poussent les chercheurs à vouloir en savoir plus. Le toucher est une forme de traitement qui ne coûte rien, qui peut être facilement reproduite, qui n'entraîne aucune réaction fâcheuse et – le plus important peut-être – ne présente aucun des dangers liés à la prise d'un médicament en termes d'effets indésirables, de résistance et de tolérance.

Mais quels effets peut-on espérer chez les patients touchés par la maladie d'Alzheimer ? Souvenez-vous, ces malheureuses victimes ne souffrent pas uniquement d'une perte de la mémoire. Entre autres symptômes comportementaux et psychologiques liés à la démence, un patient doit faire face à une multitude d'émotions en passant par l'agitation, des comportements moteurs inadéquats tels que l'errance, l'irascibilité, les hallucinations, l'anxiété, la dépression, l'apathie, les psychoses paranoïaques et les troubles du sommeil.

Tous ces symptômes, isolés ou additionnés les uns ou autres, deviennent d'importants facteurs prognostiques quant au déclin des capacités fonctionnelles du patient qui sera d'autant plus important si le sujet est isolé dans un hôpital ou toute autre structure médicale.

Plusieurs études ont montré que presque tous les patients ont observé au moins une fois au cours de leur maladie un ou plusieurs de ces symptômes. La *Cache County Study on Memory Health and Aging* est une étude collaborative menée conjointement par des chercheurs de l'université d'État de l'Utah, de la faculté de médecine de l'université Duke et de l'université Johns-Hopkins, avec pour objectif d'étudier les facteurs génétiques et environnementaux liés au risque de développer la maladie d'Alzheimer et autres formes de démence. Les chercheurs ont notamment découvert que 97 % d'une cohorte de quatre cent huit patients déments présentaient au moins un de ces symptômes comportementaux et psychologiques. Comme ils le supposaient, le taux de prévalence sur cinq ans était élevé : 77 % pour la dépression, 71 % pour l'apathie et 62 % pour l'anxiété. Qui plus est, certains symptômes s'ajoutaient les uns aux autres, par exemple, l'errance associée à des troubles du sommeil ou une irritabilité avec des signes annonciateurs de psychose paranoïaque.

Le toucher est une technique utilisée pour atténuer les symptômes comportementaux, à condition, vous l'aurez compris, que cette pratique respecte certains paramètres. C'est dans cette optique que ce type de thérapie, comme d'autres thérapies non pharmacologiques, inclut différentes variantes précisément définies. Certaines sont plus des thérapies orientées sur les émotions, d'autres font partie des interventions de stimulation sensorielle, au même titre que les massages et les thérapies caractérisées par des pressions fortes.

Deux études ont mis en évidence, preuves à l'appui, les bienfaits du massage et du toucher.

Il y a une trentaine d'années, les chercheurs Eaton, Mitchell-Bonair et Friedmann ont analysé les effets du toucher sur 42 femmes souffrant de troubles organiques cérébraux chroniques (syndrome cérébral organique chronique), placées en institution.

Pour évaluer les effets du toucher sur les patientes, les chercheurs eurent recours à une méthode innovatrice et quelque peu étonnante : l'apport alimentaire.

Les patientes ont été réparties au hasard dans deux groupes : un premier groupe dit expérimental et un second dit groupe de contrôle. L'apport alimentaire pour chacune des participantes a été scrupuleusement mesuré durant trois semaines consécutives. Durant la première et la troisième semaines, le personnel encourageait verbalement les participantes à manger. Durant la deuxième semaine dite phase de traitement, les membres du premier groupe furent encouragés verbalement à manger alors que le personnel leur touchait l'avant-bras et ce, cinq fois au cours du repas. Les chercheurs observèrent que l'apport en calories et protéines était plus important chez les membres du premier groupe pendant la phase expérimentale et la semaine suivante que chez les membres du groupe dit de contrôle. Et les chercheurs de proclamer, preuve scientifique à l'appui, que la stimulation tactile était un élément qui devait s'ajouter aux encouragements verbaux.

Ruth Remington, de l'université du Massachusetts, quant à elle, étudia les effets d'une musique d'ambiance relaxante et du massage des mains chez les patients atteints de démence, l'objectif étant de démontrer si le massage des mains pouvait avoir un effet positif sur ces personnes généralement très agitées. Les patients souffrant de diverses formes de démence (maladie d'Alzheimer, infarctus multiples, démence sénile) ont été répartis en quatre groupes de dix-sept personnes : un groupe soumis à une musique d'ambiance apaisante, un groupe bénéficiant d'un massage de la main, un groupe bénéficiant d'un massage de la main et d'une musique d'ambiance apaisante et enfin, un groupe de contrôle. L'expérience a porté sur une seule séance de dix minutes. Pour évaluer les effets sur l'agitation, la chercheuse eut recours à l'Inventaire d'agitation de Cohen-Mansfield, plus connu sous le nom d'Échelle de Cohen-Mansfield. Par souci d'objectivité, ses assistants ne savaient pas à quel groupe appartenait le patient dont ils devaient évaluer le niveau d'agitation.

Les résultats ont clairement montré que la musique, le massage des mains et la musique couplée au massage diminuaient l'agitation, les bienfaits étant encore visibles jusqu'à une heure après la fin de la séance.

Alors pourquoi le toucher ne fait-il pas systématiquement partie des thérapies proposées aux sujets Alzheimer ?

La Base de données des revues systématiques Cochrane reprend les résultats d'une multitude d'articles publiés sur les effets du toucher sur les patients atteints de démence. Si les membres du Cochrane Dementia and Cognitive Improvement Group invalident la plupart des résultats du fait d'un manque de preuves scientifiques, ils reconnaissent néanmoins le potentiel du toucher qui, précisent-ils, reste à confirmer.

Je reste sceptique quant aux outils scientifiques qui permettraient d'évaluer les bienfaits de ce type de thérapie. Des études complémentaires devraient être menées. Si certaines parviendront à quantifier les bienfaits du toucher, d'autres ne répondront pas aux critères scientifiques classiques – au même titre que la méditation, la musicothérapie et autres approches holistiques.

En attendant, si un être cher plongé dans la démence vous sourit lorsque vous lui prenez la main, ne le privez pas – et ne vous privez pas – de ce plaisir. Prenez sa main et gardez-la quelques minutes entre vos mains.

CHAPITRE 7

La médecine et la spiritualité : le lien qui fait défaut

Au commencement était le Verbe et le Verbe s'est fait chair.

Évangile de Jésus-Christ
selon Saint Jean (3,16)

John Morley a passé toute sa jeunesse à Boston dans le Massachusetts. Enfant et adolescent plein d'énergie, il devint un jeune homme plein d'avenir. Un Master en statistiques en poche, il fit son entrée dans le monde professionnel et, au fil des ans, devint un analyste expérimenté. Il était fait pour le monde des affaires. Or, si tout semblait lui réussir, John avait aussi son lot de malheurs. La maladie avait fini par emporter sa mère qui, durant de longues années avait souffert d'un diabète, de troubles cardiaques et autres pathologies chroniques. Puis ce fut au tour de son père que la maladie d'Alzheimer emprisonna dans un monde sans avenir.

Un jour, le père de John quitta la maison qu'ils occupaient à l'époque dans le New Jersey. Tel un prédateur, la maladie le dévorait à petit feu. Par une nuit sans lune, au volant de sa voiture, il parcourut plusieurs centaines de kilomètres sans but précis. On le retrouva finalement à New York, sur Long Island.

Inéluctablement, son état empirait. Vite. De plus en plus vite. Comme si le père de John était pressé de voir la lumière au bout du tunnel. Il décéda peu après l'épisode de New York.

John Morley se trouva face au plus grand dilemme de sa vie, se posant des questions qu'une multitude d'autres personnes s'étaient posées. Le statisticien qu'il était pouvait aisément anticiper comment s'assembleraient certaines pièces du puzzle. Il avait la sensation de savoir où sa vie le menait comme s'il suivait un même chemin depuis des milliers d'années.

C'est alors qu'il eut une révélation. Un appel le tirant vers la face cachée de la Lune. Et, au milieu de l'obscurité terrestre, il eut une vision. Une vision nette et précise du monde qui allait être le sien.

John Morley devint Père John, en quête d'un monde nouveau.

Alors que nous prenions place dans le bureau confortable et intime du Père John, ce dernier me parla de sa vie, de sa philosophie et de sa mission. La lampe de bureau éclairait deux photographies accrochées au mur qui se trouvait derrière nous. Sur l'une d'elles, Jésus et Son troupeau de brebis et, sur l'autre, le visage souriant de Mère Teresa. Ces deux photographies firent remonter en moi une profonde nostalgie. La première me ramena aux années durant lesquelles j'avais étudié dans un établissement religieux. La seconde raviva un souvenir personnel que je gardais précieusement en moi.

Le Père John avait parcouru le monde, allant du Vatican en Terre sainte, mais son esprit cultivé avait franchi bien d'autres frontières. Du christianisme à un simple humanisme en passant par le bouddhisme, il avait laissé son esprit suivre librement sa voie spirituelle. Il trouva un fil conducteur et, un jour, il comprit quel serait son but dans la vie, sa mission : le sentier le moins fréquenté. Il œuvrerait pour apporter une paix spirituelle aux hommes et aux femmes en proie à une douleur physique ou une détresse émotionnelle. Il prierait pour ces hommes et ces femmes. Il prierait *avec* eux et il les emmènerait dans son sillage afin qu'ils trouvent la paix éternelle.

Du haut de son mètre quatre-vingt-dix, vêtu de noir, le regard empli d'amour et de clémence et un sourire aux lèvres, le Père

John était aussi fort et attendu que n'importe quel traitement promettant de sauver des vies.

« Pourquoi avez-vous choisi de travailler dans un hôpital ? » lui ai-je demandé, conscient du fait qu'il aimait passionnément accompagner les âmes en détresse.

« Comment mieux servir Dieu qu'en étant au service de ce qu'Il a créé ? » répondit le Père John avec une infinie douceur. « Les malades ont besoin de moi et je suis plus utile auprès d'eux qu'à réaliser des tâches administratives pour une église. »

Mais quel était donc précisément le rôle du Père John ? Gêné, je compris que je ne savais pas grand-chose quant au rôle crucial qu'il jouait auprès des patients et, plus précisément, de leur bien-être. Pour moi, le travail effectué auprès de personnes hospitalisées se résumait à faire des intraveineuses, distribuer des médicaments, procéder à des analyses, des radiographies et autres examens divers et variés, et tenter d'expliquer l'inexplicable aux patients et à leur famille. J'imaginais que le rôle du Père John se limitait à pénétrer dans une chambre emplie de parents, enfants et autres individus éplorés autour d'un corps suffoquant.

J'étais à cent mille lieues de la réalité. Et je n'étais pas le seul, comme me le montra la petite enquête que je menai afin de savoir ce que les autres pensaient du Père John. Les réponses donnent un aperçu de la manière dont on considère le rôle des hommes d'Église dans le monde médical d'aujourd'hui. À la question « qui est pour vous le Père John ? », voici ce que l'on me répondit :

Un prêtre qui doit figurer sur la liste du personnel de l'hôpital comme l'impose le règlement.

Celui qui dit des prières quand une personne est mourante.

À mon avis, il fait partie du programme sociopsychologique mis en place par l'établissement.

Ce n'est pas la personne qu'on appelle en cas de Code bleu (arrêt cardiaque) ?

Je ne sais pas vraiment. Bonne question. Qu'est-ce qu'il fait au juste ?

Je ne sais absolument pas quel est son rôle. Mais je le vois arpenter les couloirs de temps à autre.

Comment pourrais-je le savoir ? Il ne participe à aucune commission ou réunion.

Mais alors, quel était donc le rôle du Père John ?

S'il est une personne qui a passé plus de temps avec les patients et leur famille que n'importe quel médecin, infirmier et travailleur social, c'est bien le Père John. Son rôle n'était bien évidemment pas de discuter, de répondre aux questions d'ordre médical ou de donner un verdict. Ce n'était pas non plus de se tenir debout au pied d'un lit pour annoncer un diagnostic et donner un pronostic. Non, le rôle du Père John était tout autre. Il nouait des liens très forts avec les patients et leur famille, des relations intimes et apaisantes. Assis auprès du malade, les mains jointes dans la prière ou posées sur les mains d'hommes et de femmes nerveux et angoissés.

« Est-ce que vous méditez ? lui ai-je demandé.

— Oui, dans la prière profonde.

— Est-ce que cela vous aide ?

— Bien sûr. La méditation m'apporte la paix, notamment lorsque je suis sous l'emprise d'un stress. »

Un matin, j'ai été appelé dans l'unité des soins intensifs pour m'occuper d'une patiente hospitalisée pour une insuffisance cardiaque congestive. Betty Ellmers était une petite dame frêle de 85 ans environ. Elle avait eu tellement de maladies que son dossier médical ressemblait à une encyclopédie. Elle avait eu pratiquement toutes les maladies les plus graves – un diabète, une hypertension artérielle, une hyperlipidémie et toutes les complications associées à ces pathologies (une maladie des artères coronaires, des maladies vasculaires périphériques et un accident vasculaire cérébral).

Ce n'était pas la première fois que Betty était hospitalisée. En fait, elle avait déjà été dans mon service au moins trois fois au cours des quatre dernières années. Comme on pouvait s'y attendre, son cœur n'arrivait plus à pomper suffisamment de sang pour répondre aux besoins de l'organisme, ses poumons étaient emplis de liquide et elle avait beaucoup de mal à respirer, d'où la nécessité de l'hospitaliser.

Cette fois-ci, les symptômes étaient les mêmes mais, contrairement, à son attitude lors des admissions précédentes, Betty refusait de coopérer. Elle avait les lèvres pincées. Elle n'était ni agitée ni en colère. Elle ne pleurait pas. Elle s'était juste murée dans le silence. Betty était fatiguée. Fatiguée de tous ces problèmes de santé à répétition. Elle en avait assez de cette vie et rien ne put la faire sortir de son mutisme. Les injections intraveineuses de Lasix améliorèrent rapidement son état. Les troubles dyspnéiques disparurent et elle put quitter son lit pour s'asseoir dans un fauteuil. Toutefois, Betty n'avait aucune énergie et l'amélioration de son état la laissait de marbre.

Ce matin-là, j'étais sur le point d'entrer dans la chambre de Betty lorsque je vis que le Père John était auprès de ma patiente. Tous deux étaient assis et se tenaient les mains.

On aurait dit qu'ils priaient. Je fis demi-tour afin de ne pas troubler leur intimité. Un peu plus tard, je suis retourné voir Betty. Elle était allongée sur son lit. Je lui ai dit bonjour. Elle ne m'a pas répondu mais elle m'a souri. Un sourire qui, immédiatement, m'a fait revoir la dame qu'elle était cinq ans plus tôt.

Ne pas se fier aux apparences

J'ai toujours cru que la science pouvait aller au-delà de ses frontières en adhérant aux idées éclectiques de la spiritualité. La prédisposition individualiste de la science – vouloir rationaliser les éléments d'un ensemble en les prenant isolément, qu'il s'agisse du corps ou de l'univers – aurait tout à gagner d'une approche holistique.

Je sais bien évidemment qu'en disant cela, je m'engage sur un terrain glissant, au risque de raviver la guerre qui, depuis toujours, oppose les adeptes de l'objectivisme aux fervents défenseurs du subjectivisme, chaque clan étant convaincu des actions contre-productives de l'autre. Quel que soit le nom qu'on lui donne, ce conflit a comme objectif final d'accéder à la vérité.

Il est rassurant de constater que les chercheurs qui analysent les effets de la méditation et du yoga adoptent la toute dernière technologie dont on dispose en termes de tomographie par émission de positons (TEP) et imagerie par résonance magnétique fonctionnelle (IRMf). C'est également encourageant de voir de plus en plus de méditants accepter de prêter leur tête à la science.

Je me méfie de la terminologie. Pour moi, qu'elles soient alternatives, complémentaires, intégratives ou conventionnelles, toutes les médecines sont destinées à ceux qui souffrent. Je vous propose que nous nous référions aux définitions officielles données par la faculté de médecine de l'université de Harvard :

« On entend par **médecine alternative** *toutes les pratiques utilisées explicitement dans le but d'une intervention médicale, de l'amélioration d'un état de santé ou la prévention d'une maladie qui ne sont ni systématiquement enseignées dans les facultés de médecine nord-américaines ni systématiquement soutenues financièrement au sein même du système de soins américain. »*

Pourquoi voudriez-vous qualifier d'alternative une branche de la médecine alors que plus de 80 % de la population mondiale y ont recours afin de bénéficier de ses bienfaits ? Ne s'agit-il pas là, d'un point de vue fondamental, uniquement d'approches différentes permettant de soulager une souffrance ?

Nous devons, bien sûr, insister sur toutes les options qui existent dans la mesure où nous savons tous que la marge d'erreur doit être de zéro lorsqu'il s'agit de répondre et de gérer la souffrance humaine. Le processus de validation, toutefois, ne doit pas être identique pour toutes les options qui s'offrent à nous. Lorsqu'ils critiquent les études prouvant le bien-fondé de la médecine holistique, les biostatisticiens pointent du doigt l'Effet Hawthorne : les personnes qui participent à une étude sont influencées par le fait même de savoir qu'elles participent à l'étude. Ils avancent également qu'un placebo ne peut pas être parfait dès lors qu'il s'agit d'une étude autre que pharmacologique. Et, pour couronner le tout, les biostatisticiens affirment l'impossibilité d'obtenir des résultats statistiquement significatifs sans une étude en double aveugle pour laquelle ni les participants ni les investigateurs ne savent qui bénéficie de telle ou telle option ; soit autant de raisons qui les poussent à clamer haut et fort que toutes les études répondant à un ou plusieurs de ces critères ne sont que « du vent ».

Or c'est là que nous devons clarifier les choses.

Il est vain de vouloir à tout prix qu'une étude destinée à évaluer les effets d'un médicament puisse être utilisée telle quelle pour évaluer une approche subjective comme la méditation ou la musique.

De même, difficile de démontrer dans une étude en double aveugle les effets d'un exercice aussi subtil que la méditation ou la résistance à un médicament sur une durée de six mois lorsqu'on sait que les effets bénéfiques d'un médicament commencent généralement à s'estomper au bout de plusieurs années de traitement. Conclusion : pour ce qui est de la souffrance, nous devons procéder autrement.

Deux exemples en sont la parfaite illustration.

Premier exemple : le clopidogrel

Je commencerai par le clopidogrel. Si ce nom ne vous dit rien, je suis sûr que vous avez déjà entendu parler du Plavix, qui est le nom commercial de cet antiagrégant plaquettaire. Ce médicament administré par voie orale empêche les plaquettes de s'agglutiner et diminue le risque de formation de caillots dans les vaisseaux sanguins.

Dans une société dans laquelle les maladies cardiaques ischémiques arrivent en tête sur la liste des plus gros tueurs, le Plavix semble être le médicament capable de faire basculer les choses.

Un grand bravo aux chercheurs qui ont mis au point ce produit qui apporte espoir et salut. Cependant, depuis sa mise sur le marché il y a un peu plus d'une dizaine d'années, nous commençons à voir les choses un peu différemment et nous pourrions bien assister à l'arrêt subit du médicament sur le chemin de la gloire.

Mais essayons d'être le plus objectif possible.

En 2005, le Dr Mark S. Sabatine, ses collègues et étudiants se sont vus attribuer une bourse de la part des entreprises pharmaceutiques Bristol-Myers Squibb et Sanofi Aventis, ainsi que de l'Institut américain du cœur, des poumons et du sang destinée au financement d'un programme de recherche baptisé CLARITY-TIMI 28, CLARITY pour *Clopidogrel as Adjunctive Reperfusion Therapy et TIMI pour Thrombolysis in Myocardial Infarction.*

L'objectif de cette étude de grande ampleur était de démontrer que le clopidogrel renforce les effets de la thrombolyse en cas d'infarctus du myocarde. Le clopidogrel était déjà utilisé pour lutter contre l'athérosclérose (durcissement des artères) due à l'accumulation de plaques lipidiques dans les artères. Cette fois, le Dr Sabatine et ses collègues ont voulu démontrer les bienfaits du produit sur la forme la plus grave de l'athérosclérose, une maladie cardiaque athérosclérotique, l'infarctus avec sus-décalage du segment ST détecté lors d'une électrocardiographie.

Cette étude en double aveugle, menée entre février 2003 et octobre 2004, a porté sur trois mille cinq cents patients hospitalisés dans trois cent dix-neuf établissements répartis dans vingt-trois pays. Les participants étaient séparés en deux groupes distincts, les uns prenant du clopidogrel (groupe expérimental) et les autres un placebo (groupe de contrôle). Le nombre de participants étant très élevé, les points sur lesquels se focalisèrent les chercheurs pour leurs statistiques furent une ré-occlusion des artères et le décès du patient ou une amélioration de l'état de santé permettant un retour au domicile du sujet.

Les résultats furent particulièrement prometteurs à la fois pour la communauté scientifique et les personnes ayant un facteur de risque élevé de développer la maladie. Les patients du groupe expérimental prirent dans un premier temps une dose de 300 milligrammes de clopidogrel, puis une dose quotidienne de 75 milligrammes, ce qui se traduisit par une diminution des risques de ré-occlusion des artères, voire d'un nouvel infarctus du myocarde entraînant ou non le décès du patient évaluée à 37 %. Un résultat très encourageant pour les personnes ayant un risque de faire une crise cardiaque. Tel Alexandre le Grand debout sur son char, le Plavix anéantissait l'ennemi et remportait la victoire.

En 2008, les groupes pharmaceutiques Daiichi Sankyo et Eli Lilly, sentant que quelque chose n'allait pas, financèrent une nouvelle étude dirigée par le Dr Jessica L. Mega qui inclut les résultats obtenus par le Dr Sabatine. De moins grande envergure que l'étude de 2003-2004, ces travaux ont porté sur les effets du clopidogrel sur cent soixante-deux patients en bonne santé.

Mais avant qu'ils ne commencent, un signal d'alarme fut tiré. En effet, il apparut que les patients ayant fait un infarctus du myocarde prenant du clopidogrel ne répondaient pas tous de la même manière au traitement, contrairement à ce qui avait été avancé quelques années plus tôt. Des chercheurs avaient, en effet, découvert que les gènes codant les enzymes cytochromes P-450 (CYP) permettant la biotransformation du clopidogrel en un métabolite actif et efficace sont polymorphes. On appelle « polymorphisme génétique » la coexistence de plusieurs allèles pour un même gène (deux formes, voire plus, d'un même gène dues à une mutation), qui peut se traduire par l'expression anormale ou la production d'une forme de gène anormale. Une découverte qui, pour les chercheurs travaillant dans leur laboratoire, faisait craindre le pire.

Les résultats ne firent que confirmer les inquiétudes des chercheurs. Les personnes non porteuses de l'allèle CYP2B6 furent comparées aux personnes porteuses. Les chercheurs observèrent que, chez ces dernières, les effets du clopidogrel sur l'accumulation des plaquettes étaient moindres. Le message était on ne peut plus clair : si les crises cardiaques ne se manifestent pas toujours de la même manière, les effets du clopidogrel ne sont pas non plus les mêmes chez tous les individus et ce, du fait des différences génétiques.

Plus déroutant encore : une étude parfaite ne débouche pas nécessairement sur un médicament parfait. Du fait des différences génétiques mais aussi environnementales, les effets d'un médicament varient d'une personne à l'autre, une illustration du déterminisme, doctrine philosophique selon laquelle les événements sont liés et déterminés par leurs antécédents.

Deuxième exemple : le yoga revisité

La connotation spirituelle que l'on prête au yoga peut-elle conférer des bienfaits supplémentaires à cette pratique ? Le yoga doit-il être considéré comme un simple exercice physique, ou plus encore ?

J. A. Smith et ses collègues de l'université du Mississippi du Sud ont voulu répondre à ces questions dans une étude menée en 2011 sur quatre-vingt-un étudiants souffrant d'une dépression légère à modérée, d'anxiété ou de stress. Les étudiants furent répartis dans trois groupes : le groupe 1 pratiquant un yoga intégral (exercices avec une composante éthique/spirituelle), le groupe 2 pratiquant le yoga uniquement comme un exercice physique et le groupe 3 ou groupe de contrôle ne pratiquant aucune de ces deux formes de yoga.

Les résultats ont montré les bienfaits du yoga et, ce avec ou sans la composante spirituelle. En effet, les étudiants des deux premiers groupes ont noté, d'une part, une baisse significative de l'anxiété et du stress et, d'autre part, un regain d'optimisme et une plus grande faculté à s'adapter. Seuls les membres du premier groupe ont noté une atténuation des symptômes liés à l'anxiété. Bien entendu, les sceptiques auraient pu dire que ces soi-disant améliorations n'étaient qu'un effet placebo dans la mesure où il est difficile de quantifier précisément une dépression ou un stress.

Les statisticiens, quant à eux, par souci d'une pertinence statistique, auraient pu déprécier le regain d'optimisme prétextant que les dés étaient pipés, les participants étant déterminés à mettre en avant les bienfaits du yoga. Ils auraient pu reprocher à cette étude et autres études similaires leur manque de rigueur et leur simplicité par rapport aux études portant sur les effets d'un médicament.

Sachant pertinemment à quoi il s'exposait, J. A. Smith a fait tout ce qui était en son pouvoir pour garder les bastions de la médecine moderne à distance. Il a commencé par mesurer le taux de cortisol de chacun des participants. N'oublions pas l'importance des chiffres dans notre monde moderne. Nous autres, médecins, adorons les chiffres et, si certains nous permettent de sauver des vies et sont gravés dans le marbre, d'autres sont complètement relatifs et subjectifs et varient au cas par cas.

Or, même lorsqu'il s'agit d'évaluer la douleur qui, on le sait, est on ne peut plus personnelle et subjective, nous comptons sur les chiffres et nous référons à l'échelle d'évaluation de la douleur allant de 0 (absence de douleur) à 10 (douleur insupportable). Il nous arrive même d'avoir recours à des dessins : une tête qui sourit correspondant à l'absence de douleur et une tête qui grimace à une douleur intense. Or pour une douleur de même intensité, une personne particulièrement sensible avancera le chiffre de 8 alors qu'une personne pressée de quitter l'hôpital pour regagner son domicile estimera sa douleur entre 3 et 4. Pire encore, comme je l'ai vu avec les internes que j'avais en formation, d'autres aspects de la douleur – aiguë ou chronique, diffuse ou localisée, évolutive ou stationnaire – ne sont absolument pas pris en compte.

Mais revenons à l'étude de 2011. J. A. Smith s'est réfugié derrière les nombres pour faire taire toutes les remarques susceptibles d'invalider ses travaux. Il dosa donc le taux de cortisol des quatre-vingt-un sujets.

L'objectif du chercheur et de ses collègues était de mettre en évidence les effets du yoga sur le stress et l'anxiété et ce, de manière la plus objective possible. Les résultats confirmèrent leurs hypothèses. En effet, les chercheurs observèrent chez les personnes du groupe 1 une baisse significative entre le taux de cortisol mesuré au début de l'étude et le taux de cortisol dosé à la fin de l'étude, contrairement aux sujets du groupe 2 qui se limitèrent au yoga en tant que tel et du groupe 3.

Voulant que son étude soit irréprochable, le Dr Smith prit en compte l'Effet Hawthorne. Il décida de ne pas inclure dans son étude les sujets les plus âgés qui, en quête de paix, auraient pu être conditionnés et s'autopersuader des bienfaits du yoga, ce qui aurait bien évidemment faussé les résultats. Il limita ses travaux aux étudiants les plus jeunes qui n'avaient aucun *a priori*.

Au final, ces travaux sur le Plavix et la spiritualité ont-ils permis d'arriver à une conclusion ? Oui. Pour l'un comme pour l'autre, tous les paramètres ont été pris en compte et ce qui est ressorti de manière irréfutable, c'est l'honnêteté avec laquelle les études ont été menées afin de ne pas être mises en échec, la conclusion étant qu'une étude doit prendre en compte le maximum de paramètres et envisager toutes les possibilités afin d'être la plus fiable possible et permettre d'accéder à la vérité.

Annie Carpenter, considérée comme l'une des yogis les plus respectées qui soient dans le monde, partage cet avis : « Si notre culture tend à faire du yoga un exercice physique reposant sur des asanas – ce qui est on ne peut plus réducteur – pour moi le yoga est véritablement une voie chamanique capable de nous guider à travers des transformations à tous les niveaux. Le yoga nous rappelle ce qui est réel et, par conséquent, qui nous sommes : la lumière rayonnant de l'intérieur. »

Soigner et guérir

La première fois que j'ai vu Mère Teresa, j'étais en sixième. Je revenais de l'école en fin d'après-midi. Nous étions au mois de juin, un mois impitoyable lorsqu'on vit à Calcutta, le soleil brûlant les routes et ce même après 16 heures.

Le bus s'était arrêté à un feu rouge et je remarquai un groupe de religieuses entourant des jeunes garçons et des jeunes filles décharnés. Un mini-van sur lequel on pouvait lire « Missionnaires de la Charité » était garé au coin de la rue.

« C'est Mère Teresa », dit quelqu'un.

Je n'ai eu aucun mal à la reconnaître. En effet, depuis ma plus tendre enfance, je voyais des photographies d'elle et je lisais nombre d'articles sur la religieuse dans les journaux et autres média.

Tout le monde connaissait la citation : « Donne tes mains pour servir et ton cœur pour aimer. »

Mère Teresa incarnait l'amour et l'affection inconditionnels. Animée d'une foi en Dieu indéfectible, elle parcourait les rues de Calcutta, se mettant au service de tous les hommes et de toutes les femmes en détresse. En retour, Calcutta avait ouvert ses portes, comme elle l'avait toujours fait, à celles et ceux qui voulaient partager et prendre soin des autres.

Je la vis poser les mains sur la tête d'une jeune fille. L'adolescente sourit timidement, puis un large sourire illumina son visage. Dans un élan de tendresse, Mère Teresa du haut de son 1,52 m, vêtue d'un sari blanc bordé de bleu, se pencha et embrassa la jeune fille sur le front. Alors que le feu passait au vert et que le bus redémarrait, je me retournai ne voulant rien manquer de cette scène de rue.

Dès l'enfance, j'ai essayé de donner du sens aux mots *soigner* et *guérir*. Je me suis toujours demandé pourquoi certaines personnes viennent spontanément en aide à autrui alors que d'autres sont insensibles et indifférentes au malheur des autres. Bien des années plus tard, alors que j'étais en troisième année de médecine, j'ai posé cette question à Dhruba Maharaj, un moine qui est aussi l'un de mes meilleurs amis. Nous étions tous deux assis dans un camion chargé de perfusions salines au dextrose que nous devions acheminer jusqu'à une clinique dans un village.

« Qu'est-ce qui te pousse à te mettre inexorablement au service des autres alors que tu pourrais mettre tous ces moments à profit pour prier dans un temple ? » lui ai-je demandé en espérant comprendre l'énergie altruiste effrénée qui l'animait.

« Pourquoi je me consacre au service des autres ? Tout simplement parce que, à chaque fois que je le fais, je suis en communion avec Dieu. »

Il parlait avec simplicité, sans aucune prétention. Je n'avais pas la réponse à ma question. Et avec le recul, je suis persuadé que le Père John dont je vous ai parlé au début de ce chapitre partageait totalement sa vision et avait exactement les mêmes convictions.

Au fur et à mesure que j'avançais dans mes études, je sentis un besoin croissant de ne faire qu'un du soin et de la guérison. Personnellement, cette union m'a permis de toucher les cœurs plus profondément mais aussi d'avoir immédiatement un retour.

Je pense qu'il est important de m'attarder quelque peu sur l'expérience qui fut la mienne à la Calcutta Rescue Clinic.

Comme tous les étudiants sur le point de terminer un stage, je marchais le long d'un couloir d'incertitudes, les questions purement matérialistes l'emportant à l'approche de mon diplôme et le fait que j'allais bientôt être médecin. Plusieurs options s'offraient à moi : soit je continuais mes études pour me spécialiser, soit je choisissais d'exercer dans une maison de santé.

Je décidai d'opter pour un établissement qui m'attirait à chaque fois que je passais devant. La Calcutta Rescue Clinic est située sur le trottoir de Middleton Row, une rue qui part de Park Street, l'une des voies les plus modernes de Calcutta. À l'une des extrémités de la rue, se trouvaient deux banians, sous lesquels avaient été montées deux tentes de fortune à l'intérieur desquelles avaient été rassemblés quantité de médicaments, seringues et dossiers à côté de boîtes remplies de bananes, de pommes et denrées pour le petit-déjeuner. Les infirmiers et les travailleurs sociaux s'affairaient. Toute l'installation occupait les trois quarts de la voie. Le quart restant étant l'espace réservé aux médecins pour lesquels des tabourets avaient été disposés ici et là. Des malades étaient agenouillés de chaque côté de la rue alors que les médecins passaient de l'un à l'autre pour écouter leur cœur et leurs poumons. Si nécessaire, une radiographie du thorax et/ou une prise de sang étaient prescrites.

Les auscultations avaient commencé à six heures du matin. Soudain, les lieux se transformèrent pour devenir une sorte de camp médical sur une zone de guerre, avec des centaines d'hommes, de femmes et de bébés en pleurs allongés tout le long de la rue.

Tous venaient de villages lointains. La plupart vivaient dans une abominable pauvreté, n'ayant aucun accès aux soins. Certains étaient pieds nus, d'autres portaient des sandales. Certains souffraient de la lèpre ou de la tuberculose, d'autres avaient été frappés par les maladies qui vont de pair avec la pauvreté. Pendant six à sept heures, le personnel médical allait sans relâche leur prodiguer des soins, monopolisant pour ce faire les trottoirs et la moitié de la chaussée. Les soignants distribuaient des médicaments, faisaient des piqûres et nettoyaient les blessures. Vers seize heures, le camp avait été vidé et, comme par miracle, tout disparut. Seuls restaient les témoins de la scène, les deux banians surplombant la rue qui ne portait aucune trace de ce qui venait de se dérouler.

Tous les individus qui étaient venus se faire soigner étaient repartis avec des médicaments mais aussi un cadeau. Les soignants leur avaient demandé ce qui leur faisait le plus défaut dans leur vie de tous les jours. Selon leurs besoins, ils avaient emporté avec eux un kit pour se protéger des moustiques, des bouteilles de jus de fruits, des couvertures, des édredons ou des sandales. Chaque objet était une source d'espoir pour ces pauvres âmes dans le besoin.

J'aimais cette façon d'agir, cette manière de toucher à la fois le cœur et l'esprit. Si la médecine pratiquée en ce lieu était réduite à sa plus simple expression avec uniquement les mains pour soigner, toute sophistication technologique ou processus de stérilisation n'ayant pas ici leur place, les bienfaits étaient évidents. Si un camp médical rudimentaire et temporaire pouvait, en une seule journée, attirer des centaines d'hommes, de femmes et d'enfants pieds nus et mourant de faim, les frontières entre ce qui est approprié et ce qui est acceptable devaient être redessinées.

Malgré la chaleur et la sueur, l'une des scènes les plus importantes et les plus gratifiantes dans ma vie de soignant s'est déroulée sous ces tentes alors que j'étais assis sur un simple tabouret dans la rue. Tous les cas de lèpre et de tuberculose furent diagnostiqués. Les analyses de peaux et de crachats et les cultures biologiques donnèrent les résultats escomptés. Chaque malade reçut le traitement adéquat. Aucune hypothèse ne fut émise à la hâte et même les maladies systémiques non infectieuses furent diagnostiquées, les patients étant alors immédiatement acheminés vers les établissements hospitaliers publics pour y être soignés.

Des transfusions sanguines, la pose de stents et même des transplantations de reins furent programmées. Le suivi des patients fut organisé. Sur ce camp médical de fortune, les soignants ont fait leur travail dans les règles de l'art, avec éthique. Nous avons traité des maladies, nous avons soigné des malades qui purent retourner dans leur village, heureux de repartir avec le cadeau de leur choix.

Trouver notre âme

Récemment, j'ai échangé sur ce sujet – et bien d'autres encore – avec le Dr Benjamin E. Doolittle lors de la conférence annuelle qui regroupe les médecins en exercice aux États-Unis. Le Dr Doolittle occupe un poste très important puisqu'il est le directeur des programmes au sein de la faculté de médecine de Yale. Benjamin est également un homme d'Église et, de ce fait, est une représentation du passé lorsque les docteurs étaient aussi des écrivains, des philosophes et des penseurs spirituels.

Alors que la journée tirait à sa fin, ce fut au tour du Dr Doolittle de s'exprimer. Le sujet était : est-ce que nous autres, qui soignons et guérissons, avons une âme ? Le Dr Doolittle faisait référence au *burn-out* dont souffrent nombre de médecins et présentait les choses comme si nous connaissions tous les mécanismes pour surmonter l'épuisement mental, émotionnel et physique. Il faisait référence à un groupe d'individus dont la profession est construite sur les maladies d'autres personnes – ce qui n'est pas toujours la situation la plus favorable si l'on tient compte du caractère noble et sacré de la vocation.

Comment nous autres, médecins, arrivons-nous à surmonter tous les problèmes auxquels nous sommes confrontés ? Prendre sur soi ne marche pas. Avoir recours au Xanax encore moins. Changer de travail empire les choses alors que les pressions exercées par la famille n'apportent aucune solution, bien au contraire.

Ce qui marche, c'est changer de mentalité, avoir pleinement conscience du problème et être capable de partager. L'exemple qui illustre le mieux ce que je veux dire est le jour de la Saint-Valentin.

Le 14 février est une journée difficile et stressante pour ceux qui, privés de roses, de restaurant et de promesses renouvelées, sont immergés dans un monde de gémissements, de plaintes et de soupirs.

La Saint-Valentin montre à quel point changer de mentalité peut être bénéfique. Et si nous remerciions le Seigneur Dieu de nous offrir l'occasion de souhaiter une belle Saint-Valentin aux patients qui gémissent, se plaignent et soupirent ? Et si nous nous joignions aux familles groupées dans les chambres des malades ? Et si au lieu de ne voir que le malheur, nous entrevoyions l'opportunité de changer notre façon de considérer les choses ?

Nous nous sommes cassé la tête à essayer de répondre à toutes ces questions liées au stress, mais le stress lui-même est neutre. Notre mental et nos émotions peuvent faire bouger le balancier d'un côté comme de l'autre. Si la tendance naturelle à voir les choses négativement semble primer, il est toujours possible d'inverser le processus, soit par le biais de la foi inconditionnelle générée par la spiritualité, soit par le biais de l'optimisme d'un esprit rationnel et positivement connecté.

Sur les traces du Dr Richard Dawson du laboratoire de l'université du Wisconsin, Andrew Newberg de l'hôpital universitaire Thomas Jefferson a, par le biais de l'expérimentation, voulu montrer comment et pourquoi la spiritualité accroît la capacité d'un individu à être à la fois attentif et impassible. Pour le chercheur, la méditation et autres pratiques éthérées et subtiles peut être quantifiées, une hypothèse reposant sur la mesure de la circulation sanguine dans le cerveau qui, au cours de la méditation augmente dans le lobe frontal et le système limbique, soit des zones traditionnellement impliquées dans l'attention, la concentration et les états émotionnels et comportementaux.

Le lobe frontal a toujours captivé l'attention des chercheurs. Des études en cours montrent une corrélation directe entre un lobe frontal dérangé et une agression non maîtrisée. Les individus agités ou ayant un comportement hostile souffrent d'un dysfonctionnement du cortex frontal. Les neurosciences nous ont appris que pour des raisons encore inconnues, la partie frontale du cerveau a un effet inhibiteur sur l'amygdale et le thalamus impliqués dans l'humeur et les émotions. Tel un gardien, l'une des parties du cerveau discipline les égarements émotionnels de l'autre.

Les travaux menés par Andrew Newberg sont d'autant plus intéressants qu'ils ont permis de découvrir (grâce à l'analyse topographique des variations des électroencéphalogrammes ou les études du métabolisme cérébral) l'activation du lobe temporal durant les pratiques religieuses. La réalité anatomique – à savoir que le lobe temporal médian inclut la région limbique qui contrôle les émotions et l'hippocampe qui joue un rôle central dans la mémoire – confirme de manière formelle les effets synergiques de ces pratiques spirituelles.

J'ai posé une question franche et directe au Dr Doolittle : « Est-ce que la spiritualité fait de vous un meilleur médecin ? »

Il a répondu : « Qu'est-ce qui rend une personne meilleure ? En ce qui me concerne, je pense que c'est une bonne salade d'épinards, un jogging, les moments passés avec ma famille, le temps que je consacre à la prière, à la méditation et au culte. »

La physique est une branche des sciences qui a franchi des années-lumière afin de trouver la réponse à ses questions. Nous sommes passés de la physique de Newton à la mécanique quantique pour explorer la dualité matière/énergie. La physique a osé réveiller les consciences en rationalisant les concepts d'autrefois d'un état qui n'était ni matériel ni statique et ce, en allant bien au-delà du simple algorithme d'un processus dérivé. Les chercheurs nous ont appris que les microtubules – parties essentielles du cytosquelette ou squelette des cellules – sont en réalité les sièges primordiaux de notre conscience résultant de la présence de vibrations quantiques.

Le Dr Everett Koop, qui fut un temps chirurgien et administrateur de la santé publique, reprit fort à propos une phrase prononcée par le Président Ronald Reagan au sujet de la politique étrangère : « Faites confiance mais vérifiez ! »

C'est ce que firent les chercheurs et c'est ainsi que les frontières entre la médecine alternative et la médecine conventionnelle s'estompèrent et que les frictions disparurent. Les produits pharmaceutiques continueront à soigner. Les approches holistiques continueront à traiter simultanément le corps et l'âme. Les deux continueront à guérir ceux qui souffrent.

Les trésors de la prévention

« Mieux vaut prévenir que guérir », disait Érasme. Permettez-moi de modifier quelque peu la citation du philosophe néerlandais et de la transformer comme suit : « La prévention est la mère de tous les traitements. »

Permettez-moi encore de vous faire remonter le temps, bien avant la médecine d'Hippocrate, bien avant même que l'on parle de médecine, à une époque où peu d'options s'offraient aux malades du fait d'un manque de ressources et d'idées, alors que les maladies étaient multiples et que la mort frappait sans prévenir.

À cette époque, comment les *médecins* traitaient-ils ceux qui souffraient ?

Quelle était la part de prévention et quelle était la part de traitement ?

Nous avons déployé et déployons encore une quantité faramineuse de ressources, tant dans le domaine du savoir que sur les plans émotionnel et financier pour soigner la souffrance humaine. Or l'investissement fait pour comprendre comment apparaît et se développe une maladie avant qu'on ne puisse plus l'ignorer est encore bien maigre.

Nous saluons les incroyables découvertes faites dans tous les domaines de la science. Prenons l'exemple du cancer. D'énormes progrès ont été réalisés depuis la découverte des moutardes azotées qui ont compté parmi les premiers médicaments anticancéreux jusqu'aux anticorps monoclonaux en passant par les nombreuses permutations et associations de drogues chimiothérapeutiques, la radiothérapie et la radio-immunothérapie. Pour traiter les cancers, nous nous sommes jetés sur tout ce qui s'offrait à nous. Or, malgré ces remarquables avancées et innovations, des patients succombent toujours à cette terrible maladie.

Si vous creusiez un peu le sujet, vous sauriez pourquoi. Tous les médicaments et tous les traitements sauvent des vies, sauf que lorsqu'un patient présente les signes et les symptômes d'un cancer, la maladie couve déjà depuis très longtemps. Or on sait qu'à un stade avancé, une maladie maligne résiste à tout traitement, pas par choix mais par définition. Une fois que le sang, les ganglions lymphatiques ou les nerfs sont envahis par les cellules mutantes provenant d'un organe touché par la maladie, le pire est à venir car plus rien ne peut refréner la bête qui caracole, déterminée à tuer.

Ce qui doit changer, c'est notre manière de voir les choses. Nous autres, chercheurs, voulons tuer une maladie qui veut nous éliminer. C'est comme si nous essayions d'arracher un arbre alors que les racines sont solidement ancrées dans le sol. Mais pour mieux comprendre, prenons un exemple concret.

Quelques années en arrière, une équipe de l'université Johns-Hopkins nous apprenait qu'il fallait une vingtaine d'années à un cancer du pancréas pour se développer. Selon Bert Vogelstein, professeur et directeur du Ludwig Center for Cancer Genetics and Therapeutics au centre de cancérologie Johns-Hopkins et chercheur à la faculté de médecine Howard Hughes, « la plupart des cancers du pancréas sévissent depuis déjà de longues années lorsqu'ils sont détectés par les analyses conventionnelles. Il est donc primordial de trouver des outils permettant de diagnostiquer la maladie au plus vite et de procéder au plus tôt à une intervention chirurgicale potentiellement curative. »

Dans un article publié le 28 octobre 2010 dans la revue scientifique *Nature*, les chercheurs ont révélé qu'il faut au minimum dix ans pour que la première mutation à l'origine d'un cancer à l'intérieur d'une cellule d'une lésion pancréatique se transforme en une cellule cancéreuse mature. Autrement dit, si elle est dépistée à temps, cette lésion de haut grade peut parfaitement être retirée ni plus ni moins, comme on retire des polypes sur le côlon identifiés lors d'une coloscopie.

Suite à la mutation primaire, il faut environ sept ans pour qu'une cellule se multiplie et donne des milliards d'autres cellules qui s'agglutineront pour former une tumeur de la grosseur d'une prune. À ce stade, au moins une cellule présente dans la tumeur aura la capacité de toucher un ou plusieurs autres organes.

Le constat est cruel. Le corps nous laisse au minimum vingt ans pour que nous décelions une tumeur pancréatique avérée et une fois que la tumeur est visible et prête à se métastaser, il lui faut moins de trois ans pour réduire le corps en cendres. En ce qui concerne les personnes atteintes d'un cancer du pancréas, la littérature médicale est on ne peut plus claire : les sujets meurent en moyenne deux ans et demi après l'apparition d'une métastase.

Selon Christine Iacobuzio-Dohanue, professeure adjointe de pathologie et d'oncologie au centre de recherche sur le cancer du pancréas Sol Goldman de l'université Johns-Hopkins, « il y a une fenêtre potentiellement large pour le dépistage du cancer du pancréas. Or la maladie est presque toujours diagnostiquée une fois que la fenêtre est fermée. »

En l'état actuel des choses, toutes les branches de la science semblent se rassembler une fois que la maladie se fait voir et sentir alors qu'elles restent muettes tout au long du développement lent et progressif de la maladie. Un état de fait qui concerne nombre de spécialités médicales.

Récemment, j'étais dans la salle des médecins lorsque mon regard est tombé sur une affiche sur laquelle était écrit *Se laver les mains sauve des vies*. L'affiche était composée de six photographies montrant comment se laver les mains et présentant des tableaux et des graphiques très explicites. Une feuille de papier était à la disposition des médecins afin qu'ils montrent, en apposant leur signature, qu'ils soutenaient cette pratique très ancienne. Or seuls six médecins avaient signé.

C'est Antoine Germain Labarraque, chimiste et pharmacien français qui, le premier, émit l'hypothèse selon laquelle la décontamination des mains diminuait considérablement le risque de fièvre puerpérale et de mortalité chez les femmes qui venaient d'accoucher. Dans les années 1840, Ignace Semmelweis, obstétricien hongrois en poste à l'hôpital de Vienne, imposa aux médecins qui venaient de réaliser une autopsie de se laver les mains avec du chlorure de chaux avant de passer dans la salle d'accouchement. Les résultats ne se firent pas attendre et alors qu'il n'y avait pas encore un recours automatique aux antibiotiques, le nombre de décès chez les femmes qui accouchaient fut divisé par dix.

L'histoire ne fera que confirmer les risques de contamination due à une mauvaise hygiène des mains comme, par exemple, les épidémies à staphylocoque dans les années 1950, qui firent de véritables ravages dans les maternités.

Mais le pire a été annoncé par le Centre pour le contrôle et la prévention des maladies, agence américaine spécialisée dans la protection de la santé et de la sécurité publiques : « en moyenne, les soignants devraient se laver les mains deux fois plus souvent qu'ils ne le font en réalité et environ un patient hospitalisé sur vingt-cinq est contaminé par le personnel soignant. »

Une situation qui perdure alors que les spectres antibiotiques sont de plus en plus larges afin d'éradiquer les bactéries les plus virulentes et résistantes, comme pour nous rappeler que tant que nous ne nous attaquerons pas aux fondements, à savoir la prévention, la souffrance ne cessera pas.

Et maintenant ?

Pour ce qui est de la maladie d'Alzheimer, nous sommes face au même dilemme. Les chercheurs sont-ils à même de déceler la maladie dès qu'elle se déclare ? Peuvent-ils la diagnostiquer au moindre soupçon ? En plus de vouloir à tout prix mettre au point de nouveaux traitements, ne devrions-nous pas afficher une réelle motivation pour maîtriser la maladie avant qu'il ne soit trop tard ? Pour ce faire, nous devons impérativement revoir la manière dont nous effectuons les diagnostics et reprendre tout ce qui a été mis en place, en gardant à l'esprit que

la solution se trouve dans la prévention.
La méditation et le yoga, en tant qu'approches spirituelles et holistiques, sont des plus prometteuses avec des effets positifs sur le corps et l'esprit, nous offrant la possibilité de vivre notre vie, épargnés par la maladie.

Références bibliographiques

Adiswarananda S., *Meditation and its practices: A definitive guide to techniques and traditions of meditation in yoga and Vedanta,* Sky Light Paths Publishing, Woodstock, VT, 2003.

Albers M.W., Tabert M.H., Devanand D.P., "Olfactory dysfunction as a predictor of neurodegenerative disease", *Curr. Neurol. Neurosci. Rep.,* 2006, 6(5) : 379-86.

Aldridge D., Gustorff D., Hannich H.-J., "Where am I? Music therapy applied to coma patients", *J. Royal Society of Med.,* 1990, 83(6) : 345-6.

Aldridge D., Gustorff D., Neugebauer L., "A pilot study of music therapy in the treatment of children with developmental delay", *Complementary Therapies in Medicine,* 1995, 3 : 197-205.

Aldridge D., "Alzheimer's disease: Rhythm, timing and music as therapy", *Biomedicine and Pharmacotherapy,* 1994, 48(7) : 275-328.

Aldridge D., "Music and Alzheimer's' disease – assessment and therapy: A discussion paper", *J. Royal Society of Med.,* 1993a, 86 : 93-95.

Aldridge D., *Music therapy in dementia care,* Jessica Kingsley, Londres, 2000.

Aldridge D., *Music therapy research and practice in medicine. From out of the silence,* Jessica Kingsley, Londres, 1996a.

Allen N.B., Blashki G., Chambers R., Ciechomski L., Gullone E., Hassed C., *et al.*, "Mindfulness-based psychotherapies: A review of conceptual foundations, empirical evidence and practical considerations", *Aust. N. Z. J. Psychiatry,* 2006, 40(4) : 285-94.

Alluri V., Toiviainen P., Jääskeläinen I.P., Glerean E., Sams M., Brattico E., "Large-scale brain networks emerge from dynamic processing of musical timbre, key and rhythm", *NeuroImage,* 15 février 2012, 59(4) : 3677-89.

Alzheimer's Association, "2016 Alzheimer's disease facts and figures", *Alzheimer's Dement.,* avril 2016, 12(4) : 459-509.

Attems J., Jellinger K.A., "Olfactory tau pathology in Alzheimer disease and mild cognitive impairment", *Clin. Neuropathol.,* 2006, 25(6) : 265-71. [PubMed]

Attems J., Walker L., Jellinger K.A., "Olfaction and aging: A mini-review", *Gerontology,* 2015, 61(6) : 485-90.

Baddeley A.D., Vargha-Khadem F., Mishkin M., "Preserved recognition in a case of developmental amnesia: implications for the acquisition of semantic memory", *J. Cogn. Neuroscience,* 2001, 13(3) : 357-69.

Baddeley A.D., Wilson B., "Frontal amnesia and the dysexecutive syndrome", *Brain and Cognition,* 1988, 7 : 212-30.

Baddeley A.D., Wilson B.A., "Prose recall and amnesia: Implications for the structure of working memory", *Neuropsychologia,* 2002, 40 : 1737-43.

Baird A., Samson S., "Music evoked autobiographical memory after severe acquired brain injury: Preliminary findings from a case series", *Neuropsychological Rehab.,* 2014, 24(1) : 125-43. doi : 10.1080/09602011.2013.858642. Epub. 2013 Nov 21.

Ban T., "The role of serendipity in drug discovery", *Dialogues Clin. Neurosci.*, septembre 2006, 8(3) : 335-44.

Beatty W.W., Brumback R.A., Vonsattel J.-P.G., "Proven Alzheimer disease in a patient with dementia who retained musical skill in life", *Arch. Neurol.,* 1997, 54(12) : 1448. doi : 10.1001/archneur.1997.00550230008002

Bell M.A., Wolfe C.D., "Emotion and cognition: An intricately bound developmental process", *Child Dev.,* 2004, 75(2) : 366-70.

Benini A., "Consciousness and self-consciousness as biological phenomena", *Schweiz Rundsch. Med. Prax.,* février 1994, 83(8) : 204-9.

Bishop S.R., "What do we really know about mindfulness-based stress reduction?", *Psychosomatic Med.,* 2002, 64 : 71-84.

Blessed G., Tomlinson B.E., Roth M., "Blessed-Roth Dementia Scale (DS)", *Psychopharmacol. Bull.,* 1988, 24(4) : 705-8.

Boake C., "Édouard Claparède and the auditory verbal learning test", *J. Clin. Exp. Neuropsychol.*, 2000, 22(2) : 286-92.

Bodhi B., "What does mindfulness really mean? A canonical perspective", *Contemporary Buddhism*, mai 2011, 12(1) : 19-39.

Burke M.A., *Effects of music therapy on elderly extended care inpatients receiving radiation or physical therapy,* Center for the Study of Aging and Human Development, Duke University Medical Center, Extended Care and Rehabilitation Center, Durham, NC, 1995.

Carlson L.E., Speca M., Patel K.D., Goodey E., "Mindfulness-based stress reduction in relation to quality of life, mood, symptoms of stress and levels of cortisol, dehydroepiandrosterone sulfate (DHEAS) and melatonin in breast and prostate cancer outpatients", *Psychosom. Med.,* juillet-août 2003, 65(4) : 571-81.

Carmody J., Baer R.A., "Relationships between mindfulness practice and levels of mindfulness, medical and psychological symptoms and well-being in a mindfulness-based stress reduction program", *J. Behav. Med.,* février 2008, 31(1) : 23-33. Epub 2007 Sep 25.

Carni E., "Issues of hope and faith in the cancer patient", *J. Relig. Health.*, décembre 1988, 27(4) : 285-90.

Charlson M.E., Loizzo J., Moadel A., Neale M., Newman C., Olivo E., Wolf E., Peterson J.C., "Contemplative self-healing in women breast cancer survivors: A pilot study in underserved minority women shows improvement in quality of life and reduced stress", *BMC Complement Altern. Med.*, 2014, 14: 349. doi.10.1186/1472-6882-14-349

Chesia A., Serretti A., "A systematic review of neurobiological and clinical features of mindfulness meditations", *Psych. Med.*, 2010, 40(8) : 1239-52.

Chiatti C., Rimland J.M., Bonfranceschi F., Masera F., Bustacchini S., Cassetta L., Lattanzio F., "The UP-TECH project: An intervention to support caregivers of Alzheimer's disease patients in Italy: Preliminary findings on recruitment and caregiving burden in the baseline population", *Aging Ment. Health,* 2015, 19(6) : 517-25. doi : 10.1080/13607863.2014. 954526. Epub 2014 Sep 4.

Chiesa A., Calati R., Serretti A., "Does mindfulness training improve cognitive abilities? A systematic review of neuropsychological findings", *Clin. Psychol. Rev.*, avril 2011, 31(3) : 449-64.

Cousins L.S., "The origins of insight meditation", *The Buddhist Forum*, 1994-96, 4 : 35-58.

Danner D.D., Snowdon D.A., Friesen W.V., "Positive emotions in early life and longevity: Findings from the nun study", *J. Pers. Soc. Psychol.*, mai 2001, 80(5) : 804-13.

Danucalov M.A.D., *et al.*, "Yoga and compassion meditation program reduces stress in familial caregivers of Alzheimer's disease patients", *Evidence-based Complementary and Alternative Med.*, 2013, 1-6.

Davidson R.J., Kabat-Zinn J., Schumacher J., Rosenkranz M., Muller D., Santorelli S.F., *et al.*, "Alterations in brain and immune function produced by mindfulness meditation", *Psychosomatic Med.*, 2003, 65, 564-70.

Davidson R.J., Lutz A., "Buddha's Brain: Neuroplasticity and Meditation [In the Spotlight]", *IEEE Signal Processing Mag.*, 2008, 25(1).

Davies A., *Themes in the philosophy of music,* Oxford University Press, New York, NY, 2003.

de Zoysa P., "The use of Buddhist mindfulness meditation in psychotherapy: A case report from Sri Lanka", *Transcult. Psychiatry,* novembre 2011, 48(5) : 675-83.

Dobkin P.L., Zhao Q., "Increased mindfulness—The active component of the mindfulness-based stress reduction program?", *Complement Ther Clin Pract.,* février 2011, 17(1) : 22-7.

Doty R.L., Shaman P., Applebaum S.L., Giberson R., Siksorski L., Rosenberg L., "Smell identification ability: Changes with age", *Science,* 1984, 226(4681) : 1441-43.

Doty R.L., "Olfactory dysfunction in Parkinson disease", *Nat. Rev. Neurol.,* 2012, 8(6) : 329-39.

Doty R.L., "The olfactory system and its disorders", *Semin. Neurol.,* 2009, 29(1) : 74-81.

Echenhofer F.G., Coombs M.M., "A brief review of research and controversies in EEG biofeedback and meditation", *J Transpersonal Psychol.,* 1987, 19(2) : 161-70.

Faucher J., Koszycki D., Bradwejn J., Merali Z., Bielajew C., "Effects of CBT versus MBSR treatment on social stress reactions in social anxiety disorder", *Mindfulness,* 2016, 7(2) : 514.

Fava G.A., Sonino N., "The clinical domains of psychosomatic medicine", *J. Clin. Psychiatry.,* juillet 2005, 66(7) : 849-58.

Fjorback L.O., Arendt M., Ornbøl E., Fink P., Walach H., "Mindfulness-based stress reduction and mindfulness-based cognitive therapy: A systematic review of randomized controlled trials", *Acta Psychiatr. Scand.,* août 2011, 124(2) : 102-19.

Galasko D., Hansen L.A., Katzman R., *et al.,* "Clinical-neuropathological correlations in Alzheimer's disease and related dementias", *Arch. Neurol.,* 1994, 51 : 888-95. doi : 10.1001/arch-neur.1994.00542100600l3

Galasko D.R., Peskind E., Clark C.M., *et al.*, "Antioxidants for Alzheimer disease: A randomized clinical trial with cerebrospinal fluid biomarker measures", *Arch. Neurol.,* juillet 2012, 69 : 836-41. doi : 10.1001/archneurol.2012.85

Gilpin R., "The use of Theravāda Buddhist practices and perspectives in mindfulness-based cognitive therapy", *Contemporary Buddhism,* 2008, 9 : 227-51.

Gokulananda S., *How to overcome mental tension,* Ramakrishna Mission Institute of Culture Publisher, Bengale-Occidental, Inde, 1997.

Gratz K.L., Roemer L., "Multidimensional assessment of emotion regulation and dysregulation: Development, factor structure, and initial validation of the difficulties in emotion regulation scale", *J. Psychopath. Behav. Assess.,* 2004, 26(1) : 41-54.

Grossman P., Niemann L., Schmidt S., Walach H., "Mindfulness-based stress reduction and health benefits: A meta-analysis", *J. Psychosomatic Res.,* 2004, 57 : 35-43.

Grossman P., Van Dam N.T., "Mindfulness, by any other name...: Trials and tribulations of sati in western psychology and science", *Contemporary Buddhism: An Interdisciplinary Journal,* 2011, 12(1) : 219-39.

Haneishi E., "Effects of a music therapy voice protocol on speech intelligibility, vocal acoustic measures, and mood of individuals with Parkinson's disease", *J. Music Ther.,* hiver 2001, 38(4) : 273-90.

Hofmann S.G., Sawyer A.T., Witt A.A., Oh D., "Effect of mindfulness-based therapy on anxiety and depression: A meta-analytic review", *J. Consult. Clin. Psychol., avril 2010, 78(2) : 169-83.*doi : 10.1037/a0018555

Horner I.B., *Middle length sayings,* Pali Text Society, Londres, 1954-9.

Ivanovski B., Malhi G.S., "The psychological and neurophysiological concomitants of mindfulness forms of meditation", *Acta Neuropsychiatrica,* 2007, 19(2) : 76-91.

Jaffray L., Bridgman H., Stephens M., Skinner T., "Evaluating the effects of mindfulness-based interventions for informal palliative caregivers: A systematic literature review", *Palliat. Med.*, février 2016, 30(2) : 117-31. doi : 10.1177/0269216315600331. Epub 2015 Aug 17.

Jayawardene W., Erbe R., Lohrmann D., Torabi M., "Use of treatment and counseling services and mind-body techniques by students with emotional and behavioral difficulties", *J. School Health,* 2017, 87(2) : 133-41.

Jensen C.G., Vangkilde S., Frokjaer V., Hasselbalch S.G., "Mindfulness training affects attention – or is it attentional effort?", *J. Exp. Psychol. Gen.,* février 2012, 141(1) : 106-23. Epub 2011 Sep 12.

Jevning R., Wallace R.K., Beidebach M., "The physiology of meditation: A review. A wakeful hypometabolic integrated response", *Neurosci. Biobehav. Rev.*, 1992, 16(3), 415-24.

Jha A., Klein R., Krompinger J., Baime M., "Mindfulness training modifies subsystems of attention", *Cogn. Affect. Behav. Neurosci.*, juin 2007, 7(2) : 109-19.

Kabat-Zinn J., Lipworth L., Burney R., "The clinical use of mindfulness meditation for the self-regulation of chronic pain", *J. Behav. Med.,* 1985, 8 : 163-190.

Kabat-Zinn J., Massion A.O., Kristeller J., Peterson L.G., Fletcher K.E., Pbert L., *et al.,* "Effectiveness of a meditation-based stress reduction program in the treatment of anxiety disorders", *Am. J. Psychiatry,* 1992, 149(7) : 936-43.

Kabat-Zinn J., Wheeler E., Light T., Skillings A., Scharf M., Cropley T.G., *et al.,* "Influence of a mindfulness-based stress reduction intervention on rates of skin clearing in patients with moderate to severe psoriasis undergoing phototherapy (UVB) and photochemotherapy (PUVA)", *Psychosomatic Med.*, 1998, 60 : 625-32.

Khanna S., Greeson J.M., "A narrative review of yoga and mindfulness as complementary therapies for addiction", *Complement Ther. Med.,* juin 2013, 21(3) : 244-52.

Kirtan Kriya: Practice the 12-minute yoga meditation exercise, Alzheimer's Research & Prevention Foundation, Tucson, AZ, 20011-17.

Kozhevnikov M., Louchakova O., Josipovic Z., Motes M.A., "The enhancement of visuospatial processing efficiency through Buddhist deity meditation", *Psychol. Sci.,* mai 2009, 20(5) : 645-53.

Lazar S.W., Kerr C.E., Wasserman R.H., Gray J.R., Greve D.N., Treadway M.T., McGarvey M., Quinn B.T., Dusek J.A., Benson H., *et al.,* "Meditation experience is associated with increased cortical thickness", *Neuroreport.,* 28 novembre 2005, 16(17) : 1893-7.

Lee B.Y., "The role of internists during epidemics, outbreaks, and bioterrorist attacks", *J. Gen. Intern Med.,* janvier 2007, 22(1) : 131-6.

Lee K.-H., Lin H.-C., Wang P.-W., Yen C.-F., "An integrated model of depression, compulsion, and mindfulness among heroin abusers in Taiwan", *Am. J. Addict.,* 2016, 25(3) : 227-32. doi : 10.1111/ajad.12365. Epub 2016 Mar 17.

Lestage P., Xu R., « Effets de la pratique de la pleine conscience et du Tai Chi Chuan sur la santé mentale d'étudiants : une étude pilote contrôlée non randomisée », *J. Thérapie Comportementale Cog,* 2016, 26(1) : 32.

Marciniak R., Sherdova K., Čermálová P., Hudeček D., Šumec R., Hort J., "Effect of meditation on cognitive functions in context of aging and neurodegenerative diseases", *Front. Behav. Neurosci.,* 2014, 8 : 17.

Mathuyr P., "Hand hygiene: Back to the basics of infection control", *Indian J. Med. Res.,* novembre 2011, 134(5) : 611-20.

Namoli NA. *The path of purification (Visuddhimagga) by Bhadantācariya Buddhaghosa,* Semage, Ceylan, Colombo, 1964.

Newberg A.B., Wintering N., Khalsa D.S., Roggenkamp H., Waldman M.R., "Meditation effects on cognitive function and cerebral blood flow in subjects with memory loss: A preliminary study", *J. Alzheimer's Dis.,* 2010, 20(2) : 517-26.

Nyanaponika, *The heart of Buddhist meditation: A handbook of mental training based on the Buddha's way of mindfulness,* Rider & Company, Londres, 1962.

Nyanatusita B., Hecker H., *The life of Nyanatiloka Thera.,* Buddhist Publication Society, Sri Lanka, Kandy, 2008.

Orrego F., Villanueva S., "The chemical nature of the main central excitatory transmitter: a critical appraisal based upon release studies and synaptic vesicle localization", *Neurosci.,* 1993, 56 : 539-55.

Pardini M., Huey E.D., Cavanagh A.L., Grafman J., "Olfactory function in corticobasal syndrome and frontotemporal dementia", *Arch Neurol.,* 2009, 66(1): 92-6.

Pelled E., "Learning from experience: Bion's concept of reverie and Buddhist meditation. A comparative study", *Int. J Psychoanal.,* décembre 2007, 88(Pt 6) : 1507-26.

Petersen R.C., Smith G.E., Waring S.C., *et al.*, "Mild cognitive impairment: Clinical characterization and outcome", *Arch. Neurol.,* 1999, 56 : 303-8.

Platel H., Baron J.C., Desgranges B., Bernard F., Eustache F., "Semantic and episodic memory of music are subserved by distinct neural networks", *NeuroImage,* 2003, 20 : 244-56.

Qaseem A., Snow V., Cross J.T., *et al.*, "Current pharmacologic treatment of dementia: A clinical practice guideline from the American College of Physicians and the American Academy of Family Physicians", *Ann. Intern. Med.*, 2008, 148 : 370.

Raub J.A., "Psychophysiologic effects of hatha yoga on musculoskeletal and cardiopulmonary function: A litterature review", Center for Environmental Assessment, Research Triangle Park, NC, 2002.

Reidbord S.P., "A brief history of psychiatry", Retrieved from http://www.stevenreidbordmd.com/ history-of-psychiatry/

Remington R., "Calming music and hand massage with agitated elderly", *Nurs. Res.,* septembre-octobre 2002, 51(5) : 317-23.

Satizabal C.L., Beiser A.S., Chouraki V., *et al.*, "Incidence of dementia over three decades in the Framingham Heart Study", *N. Engl. J. Med.*, 2016, 374 : 523-32.

Searle J.R., "Minds, brains and programs", *Behav. Brain Sci.,* 1980, 3 : 417-57.

Searle J.R., *Minds, brains and science,* Harvard University Press, Cambridge, MA, 1984.

Shah B., Pattanayak R.D., Sagar R., "The study of patient Henry Molaison and what it taught us over past 50 years: Contributions to neuroscience", *J. Mental Health Hum. Behav.* [serial online], 2014 [cited 2017 May 10]; 19 : 91-3.

Shear J., Mukherjee S.P., *Consciousness: A deeper scientific search,* Ramakrishna Mission Institute of Culture Publisher, Bengale-Occidental, Inde, 2006.

Shear J., Mukherjee S.P., *Consciousness: A deeper scientific search,* Vendata Press of Ramakrishna Institute of Culture, Bengale-Occidental, Inde, 2007.

Teasdale J.D., "Metacognition, mindfulness and the modification of mood disorders", *Clin. Psychol. Psychother.*, 1999, 6 : 146-55.

Tillmann B., Janata P., Bharucha J.J., "Activation of the inferior frontal cortex in musical priming", *Cognit. Brain Res.,* 2003, 16 : 145-61.

Vallar G., Baddeley A.D., "Fractionation of working memory: Neuropsychological evidence for a phonological short-term store", *J. Verbal Learning Verbal Behav.,* 1984, 23 : 151-61.

van der Flier W.M., Pijnenburg Y.A., Fox N.C., Scheltens P., "Early-onset versus late-onset Alzheimer's disease: The case of the missing

APOE ε4 allele", *Lancet Neurol.,* 2011, 10(3) : 280-88. doi : 10.1016/S1474-4422(10)70306-9

van der Klink J.J., Blonk R.W., Schene A.H., van Dijk F.J., "The benefits of interventions for work-related stress", *Am. J. Public Health,* 2001, 91 : 270-76.

Vink A.C., Birks J.S., Bruinsma M.S., Scholten R.J., "Music therapy for people with dementia", *Cochrane Database Syst. Rev.,* 2004, 3 : CD003477.

Vink A.C., Bruinsma M.S., Scholten R.J.P.M., "Music therapy for people with dementia", *Cochrane Database Syst. Rev.,* 2004, (3) : CD003477.

Vivek K.S., Rajajeyakumar M., Velkumary S., Subramanian S.K., Bhacanani A.B., Madanmohan A.S., Thangavel D., "Effect of fast and slow pranayama practice on cognitive functions in healthy volunteers", *J. Clin. Diagn. Res.,* janvier 2014, 8(1) : 10-13.

Wheeler B., *Music therapy research: Quantitative and qualitative perspectives,* Barcelona Publishers, New Braunfels, TX, 1995.

Wheeler B.L., "Effects of number of sessions and group or individual music therapy on the mood and behavior of people who have had strokes or traumatic brain injuries", *Nordic J. Music Ther.,* 2003, 12(2) : 139-51.

Wiist W.H., Sullivan B.M., Wayment H.A., Warren M., "A web-based survey of the relationship between Buddhist religious practices, health, and psychological characteristics: Research methods and preliminary results", *J. Relig. Health,* mars 2010, 49(1) : 18-31.

Young S., "Purpose and method of Vipassana meditation", *Humanistic Psychol.,* 1994, 22(1) : 53-61.

Zarea A., Charbonnier C., Rovelet-Lecrux A., *et al.,* "Seizures in dominantly inherited Alzheimer disease", *Neurology,* 2016, 87-912.

Zeidan F., Martucci K.T., Kraft R., McHaffie J.G., Coghill R.C., "Neural correlates of mindfulness meditation-related anxiety relief", *Scandinavica,* 2014, 9, 751-9.

Zeman A., "Consciousness", *Brain,* juillet 2001, 124(Pt 7) : 1263-89.

Zimmerman L.M., Pierson M.A., Marker J., "Effects of music on patient anxiety in coronary care units", *Heart and Lung,* 1988, 17(5) : 560-6.

Ziv N., Granot A., Hai S., Dassa A., Haimov I., "The effect of background stimulative music on behavior in Alzheimer's patients", *J. Music Ther.,* hiver 2007, 44(4) : 329-43.

Index

Composition et mise en pages
Nord Compo à Villeneuve-d'Ascq

Achevé d'imprimer en Italie par Grafica Veneta
Dépôt légal : janvier 2019
ISBN : 978-2-501-13779-9